Mikronährstoffe
für die Kitteltasche

Mikronährstoffe

in der
Orthomolekularen
Medizin

Uwe Gröber

für die Kitteltasche

WVG Wissenschaftliche Verlagsgesellschaft mbH Stuttgart 2002

Anschrift des Verfassers
Uwe Gröber
Apotheker
Rat-Beil-Str. 11
60318 Frankfurt/M.

Wichtiger Hinweis
Die Erkenntnisse in der Medizin und der Pharmazie unterliegen laufendem Wandel durch Forschung und Erfahrungen. Der Autor hat große Sorgfalt darauf verwendet, dass die in diesem Werk gemachten Angaben, insbesondere hinsichtlich Anwendung, Dosierung und unerwünschten Wirkungen dem derzeitigen Wissensstand entsprechen. Das entbindet den Benutzer des Werkes nicht von der Verpflichtung seine Empfehlung in eigener Verantwortung zu treffen.
Ein Warenzeichen kann warenrechtlich geschützt sein, auch wenn ein Hinweis auf etwa bestehende Schutzrechte fehlt.

Die Deutsche Bibliothek – CIP-Einheitsaufnahme

Gröber, Uwe:
Mikronährstoffe für die Kitteltasche / Uwe Gröber.
– Stuttgart : Wiss. Verl.-Ges., 2002
ISBN 3-8047-1926-0

Birkenwaldstr. 44, 70191 Stuttgart
Printed in Germany
Satz: Dörr + Schiller GmbH, Stuttgart
Druck: Hofmann, Schorndorf
Umschlaggestaltung: Atelier Schäfer, Esslingen

Vorwort

Vitamine, Vitaminoide, Mineralstoffe, Spurenelemente, Amino- und essenzielle Fettsäuren, die so genannten Mikronährstoffe, sind Bausteine des Körpers und Katalysatoren nahezu aller physiologischen Funktionen, und somit für die Entwicklung und die Gesundheit des Menschen unentbehrlich. Mikronährstoffe werden daher häufig auch als Vitalstoffe bezeichnet.

Die Orthomolekulare Medizin setzt Mikronährstoffe und andere körpereigene Substanzen gezielt in der Vorbeugung und therapieergänzenden Behandlung ernährungs-bedingter und chronisch-degenerativer Erkrankungen ein. Dabei überwindet die Orthomolekularmedizin die starren Nährstoffzufuhrempfehlungen der Ernährungsgesellschaften zur Vorbeugung echter Nährstoffmangelerkrankungen (z.B. Skorbut) und ordnet den Mikronährstoffen einen neuen präventivmedizinischen und therapeutischen Stellenwert zu. Nährstoffbedarf wird zur individuellen Größe, der labordiagnostisch eindeutig objektivierbar ist. Die Orthomolekulare Medizin wird damit zu einem unverzichtbaren Bestandteil effizienter präventiv- und komplementärmedizinischer Therapiekonzepte. Als angewandte Biochemie schlägt sie eine wichtige Brücke zwischen Ernährungswissenschaft und Medizin.

Mikronährstoffe sollten immer gezielt auf die individuellen Bedürfnisse und auf das jeweilige Krankheitsbild zugeschnitten supplementiert werden. Das Zusammenspiel der einzelnen Nährstoffe, ihre potenziellen Interaktionen mit Arzneimitteln sowie ein krankheitsspezifisch erhöhter Bedarf sind dabei grundsätzlich in die therapeutischen Überlegungen einzubeziehen.

Das Buch bietet eine schnelle und praxisnahe Information über die präventiven und therapeutischen Einsatzmöglichkeiten von Mikronährstoffen. In seiner stark komprimierten Form versteht es sich in erster Linie als handliches und praxisorientiertes Nachschlagewerk für Apotheker, Ärzte, Ernährungsfachkräfte (z. B. Diätassistenten), PTA und Heilpraktiker.

Danken möchte ich den Mitarbeitern der Wissenschaftlichen Verlagsgesellschaft, insbesondere Herrn Dr. Eberhard Scholz, für die ausgezeichnete Zusammenarbeit. Mein Dank gilt ebenfalls Frau Reinhild Berger und Herrn Professor Dr. Gerhard Uhlenbruck für Ihr Engagement und Ihre Offenheit gegenüber der Orthomolekularen Medizin.

Im Wissen, dass das vorliegende Werk nie vollständig sein wird, ist der Autor für konstruktive Anregungen und jegliche sachliche Kritik dankbar.

Es bleibt der Orthomolekularen Medizin zu wünschen, dass eine undogmatische und interdisziplinäre Kommunikation und Kooperation verschiedener Forschungsrichtungen und klinisch-praktischer Disziplinen auch zukünftig das große therapeutische Potential dieser Therapieform erkennt und ihre praktische Anwendung zum Wohle der betroffenen Patienten fördert.

Frankfurt, Sommer 2002 Uwe Gröber

Inhalt

II Mikronährstoffe in Prävention und Therapie

III Anhang

Erläuterungen und Hinweise

Das Kitteltaschenbuch Mikronährstoffe bietet eine schnelle Orientierung und gezielte praxisnahe Information für die Patientenberatung in der Apotheke und die Therapie in der ärztlichen Praxis sowie für die Ernährungsberatung im weitesten Sinne. In seiner konzentrierten Form richtet sich das vorliegende Buch damit vor allem an Apotheker, Ärzte, PTA und Ernährungsfachkräfte (z. B. Diätassistenten).

Das Kitteltaschenbuch ist in drei Teile gegliedert:

Teil I – Die **Mikronährstoff-Kurzprofile** geben in Form einer kompakten Monographie spezifische Informationen zu physiologischen und biochemischen Funktionen eines Mikronährstoffs, Ursachen für einen Mikronährstoffmangel, Mangelsymptome, Anwendungsgebiete mit Dosierungsempfehlungen, Hinweise zur Einnahme (E.) sowie Gegenanzeigen (G.), Nebenwirkungen (NW.) und Wechselwirkungen (WW.).

Teil II – Gegenstand des zweiten Teils **Mikronährstoffe in der Prävention und Therapie** ist der Einsatz von Mikronährstoffen bei speziellen Erkrankungen (z. B. Diabetes mellitus, rheumatoide Arthritis). An eine kurze Beschreibung des Krankheitsbildes schließen sich allgemeine Empfehlungen zur Ernährung und Mikronährstoffzufuhr (Tabelle) an.

Teil III – Im **Anhang** sind jeweils in tabellarischer Form eine Auswahl therapeutisch relevanter Interaktionen zwischen Mikronährstoffen und Arzneimitteln, der Mikronährstoffgehalt ausgewählter Nahrungsmittel sowie die aktuellen Referenzwerte für die Mikronährstoffzufuhr der Gesellschaften für Ernährung in Deutschland, Österreich und der Schweiz (D-A-CH-Referenzwerte) aufgelistet.

I. Erläuterungen zu den Mikronährstoff-Kurzprofilen

Physiologische und biochemische Funktionen

Erfassen stichwortartig wichtige Aufgaben eines Mikronährstoffs (z.B. Antioxidanz, Immunstimulanz) im Organismus. Weitergehende Informationen sind der einschlägigen Fachliteratur (siehe Kap. Weiterführende Literatur) zu entnehmen.

Empfohlene Zufuhr

Die Zufuhrempfehlungen für Mikronährstoffe entsprechen den aktuellen Referenzwerten für die Nährstoffzufuhr aus dem Jahr 2000 der Gesellschaften für Ernährung in Deutschland (DGE), Österreich (ÖGE) und der Schweiz (SGE/SVE) mit der Kurzbezeichnung D-A-CH-Referenzwerte.

Mikronährstoff-Status

Macht Angaben zu labordiagnostisch relevanten Parametern für die Ermittlung der individuellen Mikronährstoffversorgung.

Ursachen für einen Mangel/erhöhten Bedarf

Der Absatz beinhaltet eine stichwortartige Aufzählung wichtiger Faktoren (z.B. Arzneimittel, Ernährungsgewohnheiten, Krankheiten), die zu einem Mikronährstoffmangel beitragen können. Wechselwirkungen zwischen Arzneimitteln und Mikronährstoffen sollten grundsätzlich in die therapeutischen Überlegungen einbezogen werden, insbesondere bei chronisch Kranken (Langzeit- und Polypharmakotherapie), Senioren (Multimorbidität) und Malnutrition (siehe auch Tab. 1 Auswahl therapeutisch relevanter Arzneimittel-Mikronährstoff-Interaktionen).

Folgen/Mangelsymptome

Dieser Abschnitt umfasst wichtige Symptome, die auf eine mangelhafte Versorgung mit dem jeweiligen Mikronährstoff hinweisen können. Die aufgeführten Symptome sind nicht immer spezifisch für einen einzelnen Mikronährstoff, da viele Mikronährstoffe im Intermediärstoffwechsel von einander abhängig sind (z.B. B-Vitamine).

Tabelle mit Anwendungsgebieten und Dosierungsempfehlungen

In der Regel beziehen sich die Dosierungsangaben auf erwachsene Personen und – falls nicht anders erwähnt – auf die orale Anwendung (p.o.). Die aufgeführten Dosierungsempfehlungen basieren auf Erkenntnissen der ernährungswissenschaftlichen, pharmakologischen und biochemischen Grundlagenforschung sowie auf medizinischen Erfahrungen, Anwendungsbeobachtungen, epidemiologischen, prospektiven und kontrollierten klinischen Studien. Hinweise zur Allgemeinen Prävention beinhalten Dosierungsempfehlungen der orthomolekularen Medizin zur Vorbeugung ernährungsbedingter und chronisch-degenerativer Krankheiten sowie zur Erhaltung guter Gesundheit und Vitalität im Alter.

Einnahme (E.)

Hinweise zur Einnahme (z. B. zwischen den Mahlzeiten, Tagesdosis über den Tag verteilt einnehmen).

Gegenanzeigen (G.)

Hinweise, wann der jeweilige Nährstoff nicht gegeben werden darf (z. B. Vitamin C: Oxalat-Urolithiasis).

Nebenwirkungen (NW.)

Hinweise zu möglichen Nebenwirkungen (z. B. Niacin: Flush, Vitamin C: Osmotische Durchfälle).

Wechselwirkungen (WW.)

Arzneimittel und Mikronährstoffe können auf allen Ebenen des Stoffwechsels interagieren. Neben Verteilung und Metabolisierung (z. B. Induktion von Enzymen) spielen vor allem die Effekte im Gastrointestinaltrakt (z. B. pH-Wert-Verschiebung, Schädigung der Darmschleimhaut, Bildung schwerlöslicher Pharmakon-Nährstoff-Komplexe) eine wichtige Rolle (siehe auch Tab. 1 Auswahl therapeutisch relevanter Arzneimittel-Mikronährstoff-Interaktionen).

Wechselwirkungen zwischen dem beschriebenen Mikronährstoff X (z. B. Eisen) und einem Arzneimittel Y (z. B. Antazida, Colestyramin, Penicillamin, Tetracycline) bzw. zweiten Mikronährstoff Y (z. B. Calcium, Zink), die zu einer Wirkungsverstärkung (↑) bzw. -verminderung (↓) von Y und/oder X führen werden wie folgt gekennzeichnet:

Beispiel: Eisen

WW.: Ca↓, Zn↓, Tetracycline↓ (Eisen↓); Antazida (v. a. Al-haltige), Colestyramin (Eisen-Resorpt.↓); Penicillamin (Resorption↓): ≥ 2 h Einnahmeabstand einhalten.

Erläuterung:
Bei gleichzeitiger Einnahme stören sich Eisen, Calcium (Ca), Zink (Zn) oder Tetracycline gegenseitig bei der Resorption. Der therapeutische Erfolg einer oralen Eisen- oder Antibiotikatherapie kann dadurch ausbleiben. Antazida oder Colestyramin reduzieren die Eisen-Resorption. Eisen vermindert durch Komplexbildung die Resorption von Penicillamin. Ein Einnahmeabstand von mindestens 2 Stunden (h) wird empfohlen.

Präparateauswahl

Hier wird der Handelsname aufgeführt, gefolgt von Angaben zur Konzentration (elementarer Gehalt pro Einheit, z.B. 15 mg Zink/Kps.), Darreichungs- (z.B. Tbl., Drg., Injl.) und Salzform (z.B. Magnesiumaspartat, -orotat), die in Klammern gesetzt sind.

Beispiel:
ferro sanol® duodenal, Kps. (100 mg Eisen/Kps., Fe(II)-glycin-sulfat-Kplx).

Verschreibungspflichtige Präparate sind mit Rp. gekennzeichnet.

Die Präparateauswahl ist nur beispielhaft, bedeutet keine Werbung für die aufgeführten Produkte und erhebt keinen Anspruch sämtliche für die Prävention und Therapie geeigneten Präparate zu nennen. Nicht bei allen Mikronährstoffen ist eine Angabe von Handelspräparaten mit adäquater Nährstoffkonzentration möglich (z.B. Aminosäuren). Individuelle in der Apotheke hergestellte Vitalstoff-Rezepturen oder Bestellungen von Nährstoff-Supplementen über den Arzneimittelimport können hier weiterhelfen.

II. Erläuterungen zu Mikronährstoffe in der Prävention und Therapie

Definition

Kurze Beschreibung des Krankheitsbildes und Auflistung wichtiger Krankheitssymptome.

Ernährung

Die Empfehlungen zur Ernährung beinhalten stichwortartig wichtige ernährungsmedizinische Aspekte des jeweiligen Krankheitsbildes (z.B. Verhältnis der Haupt- bzw. Makronährstoffe in Prozent (En%), Nahrungsmittelintoleranzen, körperlichen Aktivität). Die aufgeführten Ernährungsempfehlungen können eine gezielte Anamnese der Ernährungsgewohnheiten durch einen erfahrenen Therapeuten nicht ersetzten. Bei vielen Erkrankungen sind ernährungsmedizinische Maßnahmen nur ein Baustein eines ganzheitlichen Behandlungskonzeptes. Nähere Informationen sind der einschlägigen Fachliteratur (siehe Kap. Weiterführende Literatur) zu entnehmen.

Tabelle mit Dosierungsempfehlungen

Die Tabellen machen Angaben zur Dosierung einzelner Mikronährstoffe, die in der adjuvanten Therapie des beschriebenen Krankheitsbildes eingesetzt werden. In der Regel beziehen sich die Dosierungsangaben auf Erwachsene Personen und – falls nicht anders erwähnt – auf die perorale Anwendung (p.o.).

Präparateauswahl

Die Präparateauswahl gibt häufig nur Monopräparate an und entspricht nicht immer den jeweiligen Dosierungsempfehlungen für Mikronährstoffe der Tabelle. Individuelle in der Apotheke hergestellte Vitalstoff-Rezepturen oder Bestellungen von Nährstoff-Supplementen über den Arzneimittelimport können hier weiterhelfen.

Orthomolekulare Medizin –Definition und Ziele

Die Orthomolekulare Medizin bildet die wissenschaftliche Grundlage für den kausalen Einsatz von Mikronährstoffen – in physiologischer und/oder pharmakologischer Dosierung – zur Prävention und adjuvanten Therapie ernährungsbedingter und chronisch-degenerativer Krankheiten. Der Begriff orthomolekular bedeutet soviel wie die richtigen Moleküle (*ortho* = gut, richtig; *molekular* = kleinste Bausteine), im übertragenen Sinne die richtigen Nährstoffe. Als angewandte Biochemie ist die Orthomolekularmedizin gleichermaßen Bestandteil der Schulmedizin und der Naturheilkunde.

Ziele der Orthomolekularen Medizin sind:

- die Prävention ernährungsbedingter (z.B. Diabetes mellitus) und chronisch-degenerativer (z.B. Demenz vom Alzheimer-Typ) Krankheiten,
- die Verbesserung des individuellen Gesundheitsstatus,
- die Optimierung der Pharmakotherapie sowie
- der Erhalt der Vitalität und Leistungsfähigkeit bis ins hohe Lebensalter (Anti- bzw. Well-Aging).

Wichtiger Hinweis:

Der Einsatz essentieller Mikronährstoffe in der Vorbeugung und adjuvanten Therapie ernährungsbedingter und chronisch-degenerativer Erkrankungen sollte nicht als Alternative, sondern vielmehr als Ergänzung (Komplementärmedizin) etablierter schulmedizinischer Maßnahmen verstanden werden.

Internet-Adressen

Hersteller und Firmen

www.biosyn.de
info@biosyn.de

www.medworld.de (Boehringer)

www.drfalkpharma.de
zentrale@drfalkpharma.de

www.hermes-arzneimittel.com
info@hermes-arzneimittel.com

www.hevert.de
hevert.pharma@t-online.de

www.jenapharm.de
jenapharm@jenapharm.de

www.klosterfrau.de
postoffice@klosterfrau.de

www.koehler-pharma.de
info@koehler-pharma.de

www.merck-produkte.de
medizinpartner@merck.de

www.mucos.de
info@mucos.de

www.novartis.de
info.muenchen@ch.novartis.com

www.orthica.de

www.pascoe.de
webmaster@pascoe.de

www.pfrimmer-nutricia.de
information@nutricia.com

info@redinomedica.de
www.redinomedica.de

www.roche.de

www.rodisma.de

www.solgar-formula.com
formula@formulapharm.de

www.unisan.de
unisan@t-online.de

www.ursapharm.de
info@ursapharm.de

www.verla.de
info@verla.de

www.wiedemann-pharma.de
wiedemann-pharma@t-online.de

www.woerwagpharma.de
woerwag@t-online.de

Labore und Analytik

www.labor-guide.de

www.gesulab.de

www.apotheken-labor.de

www.ganzimmun.de

www.iabc.ch

www.micromedical.de

www. schiwara.de

Abkürzungen

Rp	Verschreibungspflichtig
↑	Zunahme (z. B. Konzentration, Wirkungsverstärkung)
↓	Abnahme (z. B. Konzentration, Wirkungsverminderung)
ACh	Acetylcholin
AGE	advanced glycosylation end products
ALS	Amyotrophe Lateralsklerose
AK	Antikörper
AM	Arzneimittel
AMD	altersbedingte Makuladegeneration
AS	Aminosäure(n)
ASS	Acetylsalicylsäure
ATP	Adenosintriphosphat
CAT	Katalase
CED	Chronisch entzündliche Darmerkrankungen (M. Crohn, Colitis ulcerosa)
CFS	Chronic Fatigue Syndrome (Chron. Müdigkeitssyndrom)
chron.	chronisch
COX	Cyclooxygenase
CRH	Corticotropin-Releasing Hormon
CT	Chemotherapie
Cyt	Cytochrom
D-A-CH	Referenzwerte für die Nährstoffzufuhr (D = Deutschland, A = Österreich, CH = Schweiz)
d	Tag
DAT	Demenz vom Alzheimer-Typ
Drg.	Dragees

En%	Energie% (%-Anteil an der Gesamt-Nahrungsenergiezufuhr/d)
EPO	Erythropoetin
(e)Erkr.	(e)Erkrankung(en)
Erw.	Erwachsene
Folsre	Folsäure
FS	Fettsäure(n)
5-FU	5-Fluorouracil
GC	Gesamt-Cholesterin
GIT	Gastrointestinaltrakt
GSH (-Px)	Glutathion (-Peroxidase)
h	Stunde
Hb	Hämoglobin
HbA_1c	Glykohämoglobin
Hcy	Homocystein
HDL-C	HDL-Cholesterin
H/K-Erkr.	Herz-/Kreislauferkrankungen
4-HNE	4-Hydroxynonenal (Parameter der Lipidperoxidation)
Hp	Helicobacter pylori
IL-2	Interleukin 2
i.m.	intramuskulär
i.v.	intravenös
INH	Isoniazid
Jgl.	Jugendliche
Kdr.	Kinder
KG	Körpergewicht
KH	Kohlenhydrate
KHK	Koronare Herzkrankheit
Kps.	Kapsel
LDL-C	LDL-Cholesterin
Lp (a)	Lipoprotein (a)
m.	mit

MCH	mittlerer Hämoglobingehalt des Erythrozyten
MCV	mittleres Erythrozytenvolumen
MDA	Malondialdehyd (Parameter der Lipidperoxidation)
mg	Milligramm
MGP	Matrix-Gla-Protein
Mo.	Monat
MS	Multiple Sklerose
MUFA	einfach ungesättigte Fettsäure(n) (z. B. Ölsäure)
NK-Zellen	natürliche Killerzellen
NRTI	Nukleosidische-Reverse-Transkriptase-Hemmer
NSAR	Nichtsteroidale Antirheumatika
o.	oder
ox.LDL	oxidativ modifiziertes LDL-C
PAS	Paraaminosalicylsäure
PEM	Protein-Energie-Malnutrition
PMS	Prämenstruelles Syndrom
Präp.	Präparate
p.o.	peroral
PTH	Parathormon
PUFA	mehrfach ungesättigte FS, z. B. Linolsäure (n-6), α-Linolensäure (n-3)
RA	Rheumatoide Arthritis
Resorpt.	Resorption
RT	Strahlentherapie
RTA	Retardtablette
SAFA	gesättigte Fettsäure(n) (z. B. Stearin-, Palmitinsäure)
SIRS	Systemic Inflammatory Response Syndrome
SOD	Superoxiddismutase
Tbl.	Tabletten

TG	Triglyceride
tgl.	täglich
THF	Tetrahydrofolsäure
TPN	totale parenterale Ernährung
TRH	Thyreotropin-Releasing Hormon
Trp	L-Tryptophan
TXA_2	Thromboxan A_2
TrxR	Thioredoxin-Reduktase
u.	und
vgl.	vergleiche
Wo.	Woche
ZNS	Zentralnervensystem

I Mikronährstoff-Kurzprofile

1 Vitamine

Vitamine werden in fett- und wasserlösliche Vitamine unterteilt und gehören ebenso wie Mineralstoffe und Spurenelemente zu den essentiellen Mikronährstoffen.

Antioxidativ wirksame Vitamine wie Vitamin C und E sowie β-Carotin und die Carotinoide (z.B. Lycopin) schützen die Zellmembranen und -organellen vor der oxidativen Schädigung durch freie Radikale. Freie Radikale sind maßgeblich an der Entwicklung und Progression von so genannten Free Radical Diseases (z.B. Arteriosklerose, Diabetes, Krebs) beteiligt.

Die Vitamine der B-Gruppe (z.B. Thiamin, Pyridoxin) zählen zu den neurotropen Vitaminen. Sie sind vor allem für Nerven-, Gehirn- und Energiestoffwechsel notwendig.

Die fettlöslichen Vitamine A, D, E und K können im Körper gespeichert, jedoch nicht synthetisiert werden (Ausnahme: Vitamine-D-Hormon). Vitamin A und D greifen in das Wachstum und die Differenzierung von Zellen und Geweben ein.

Ursachen für einen Vitaminmangel und/oder eine erhöhten Vitaminbedarf sind zahlreich.

Mögliche Ursachen für einen Vitaminmangel/ erhöhten Vitaminbedarf

- Alkoholismus
- AM z.B. Antazida, Antibiotika, Antiepileptika, Antihypertonika, Diuretika, Glucocorticoide, orale Kon-

trazeptiva, Laxantien, NSAR, Psychopharmaka, Schilddrüsentherapeutika, Zytostatika

- Erhöhter Bedarf z. B. Alter, Schwangerschaft, Stillzeit, Wachstum, physische und psychische Aktivität, hohe Energiezufuhr
- Erkrankungen z. B. AIDS/HIV, Diabetes mellitus, Erkr. der Schild- und Nebenschilddrüse, Fieber, hämolytische Anämien, Infektionen, KHK, Krebs, Kwashiorkor, chronische Leber- und Nierenerkr., Sichelzellanämie, SIRS, Thyreotoxikose
- Ernährung z. B. einseitige Ernährung, Reduktionsdiäten, falsche Speisenzubereitung, PEM
- Rauchen (erhöhter Bedarf an Antioxidanzien und B-Vitaminen)
- Malabsorption/-digestion z. B. Alter, CED, chronisch-atrophische Gastritis, Darmresektion, Diarrhoe, Ileumresektion, Mukoviszidose, Pankreatitis, Sprue, Pankreasinsuffizienz, Zöliakie, Darmparasiten z. B. Hakenwurm
- Erhöhte Verluste z. B. Arzneimittel, Enteropathien, Hämodialyse, Operationen, Verbrennungen, Nephrose, Traumata
- Chemikalien, Schwermetalle, Strahlung

1.1 Wasserlösliche Vitamine

Vitamin-B-Komplex

Funktionen: Regulierung des Energie-, Fett- und KH-Stoffwechsels; mitochondriale ATP-Produktion (v. a. aus KH); Aufbau und Regeneration der Nervenzellen und des Myelins; Immunfunktion.

Mangel/erhöhter Bedarf: Alkoholismus; AM: Antiepileptika, Diuretika, Kontrazeptiva, NRTI; Ernährung: Mangel- und Fehlernährung, Reduktionsdiäten, TPN; Erkr.: AIDS/HIV, CED, Diabetes, Hyperthyreose, KHK, Krebs, Nieren-/Lebererkrankungen, Rauchen, Stress (s. auch S. 25 f.).

Vitamin der B-Gruppe (Vitamin-B-Komplex)	Empfohlene Dosierung	Applikation
Vitamin B_1 (Thiamin, Benfotiamin)[1]	20–500 mg/d	p.o., i.v.
Vitamin B_2 (Riboflavin)	10–100 (400) mg/d	p.o.
Vitamin B_3 (Niacin/-amid)	50–3000 (6000) mg/d	p.o.
Vitamin B_5 (Pantothensre)	20–1000 mg/d	p.o.
Vitamin B_6 (Pyridoxin)[1]	20–500 mg/d	p.o., i.v.
Vitamin B_{12} (Cobalamin)[1]	50–1000 µg/d	p.o., i.m.
Folsäure	0,4–25 mg/d	p.o., i.m.
Biotin	2,5–15 mg/d	p.o.
Cholin, Inositol und PABA	20–500 mg/d	p.o.

1 neurotrope Vitamine

Ein isolierter B-Vitaminmangel ist selten, da die einzelnen B-Vitamine im Stoffwechsel von einander abhängig sind.

Mangelsymptome: Appetitlosigkeit, Depressionen, Kopfschmerzen, Müdigkeit, Reizbarkeit; Kurzzeitgedächtnis↓, schlechte Merkfähigkeit, Stresstoleranz↓, körperliche und geistige Leistungsfähigkeit↓; neurologische Störungen ((Poly)Neuropathien, Neuritiden); Infektanfälligkeit↑.

Anwendungsgebiete: AIDS/HIV, Anämien, Appetitlosigkeit, Bandscheibenbeschw., nervöse Erschöpfungszustände, Facialparesen, Herpes zoster, Ischialgien, Kachexie, KHK, Krebs, Leber-, Nierenerkrankungen, MS, Myalgien, Neuralgien (Trigeminus), Neuritiden, Polyneuropathien (z. B. diabetische, alkoholische), Rekonvaleszenz.

Präparat	Zusammensetzung							
	B_1	B_2	B_3	B_6	B_{12}	Folsäure	Biotin	B_5
milgamma® NA, Kps.	40 mg[1]	-	-	90 mg	-	-	-	-
milgamma® 100, Drg.	100 mg[1]	-	-	100 mg	-	-	-	-
Neurobion® N/N forte, Drg.	15/100 mg	-	-	10/100 mg	-	-	-	-
Neuro-ratiopharm® N, Drg.	100 mg	-	-	100 mg	-	-	-	-
Folbene®	-	-	-	5,4 mg	9 µg	450 µg	-	-
BVK® Roche plus C forte (+200 mg Vit. C), Kps.	5 mg	5 mg	60 mg	6 mg	-	1 mg	100 µg	10 mg
Vitamin-B-Komplex forte ratiopharm®, Drg.	15 mg	15 mg	15 mg	10 mg	10µg	-	150 µg	25 mg
Medivitan® N-Amp./FS, Inj.	-	-	-	5 mg	1 mg	1,1 mg	-	-
Neurobion (Inj.)	100 mg	-	-	100 mg	1 mg	-	-	-
Neuro-Lichtenstein Inj.	100 mg	-	-	100 mg	1 mg	-	-	-

1 Benfotiamin

Vitamin B_1 (Thiamin)

Funktionen: Coenzymatisch aktive Form: Thiaminpyrophosphat (TPP). Mitochondrialer Energiestoffwechsel (Citratzyklus, Atmungskette), Pentosephosphatzyklus (Transketolase); Reizleitung/-übertragung im zentralen und peripheren Nervensystem, Neurotransmitterstoffwechsel (ACh, Aspartat, GABA, Glutamat); Immunsystem; AS-Abbau (Leucin, Isoleucin und Valin).

Empfohlene Zufuhr (laut D-A-CH): Jgl. und Erw. 1–1,3 mg/d, Schwangere und Stillende 1,2–1,4 mg/d.

Vitamin-B_1 (Thiamin)-Status: Renale Thiamin-Exkretion > 100 µg/24 h (normal); Erythrozytäre Transketolaseaktvität (ETK/ETK_0-Quotient) vor (ETK_0) und nach (ETK) Thiamin-PP-Gabe: 1,0–1,14 (normal), 1,15–1,25 (marginale Versorgung), > 1,25 (defizitär).

Mangel/erhöhter Bedarf: Alkoholabusus; AM: Antazida, Antiepileptika, Digoxin, Diuretika, Kontrazeptiva, Neuroleptika, 5-FU, NRTI; Erhöhter Bedarf: hohe KH-Zufuhr; hoher Kaffee-/Teekonsum (Gerbstoffe), häufiger Verzehr von rohem Fisch (Thiaminasen); Erkr.: AIDS/HIV, Diabetes, Hyperthyreose, Krebs, KHK, Leberschäden; geringe Thiaminspeicherkapazität; intensivmedizinische behandelte Patienten; Magnesiummangel (Mg = Cofaktor der Transketolase) (siehe auch S. 27)

Mangelsymptome: Anorexie, Gewichtsverlust, Konzentrationsschwäche, Schlaflosigkeit; Neuropathien, Muskelschwäche; Kardiomyopathie (Tachykardie, Herzinsuffizienz, Ödeme); Laktatazidose; Diabetiker: Polyneuro- und Retinopathien, Alkoholiker: a) Polyneuropathie: Störungen des Achillessehnenreflexes und Vibrationsempfindens b) Wernicke-Encephalopathie: Psychosen, Augenmuskelparese, Ataxie, Gedächtnisverlust; Beriberi (B_1-Hypovitaminose): a) trockene: Polyneuropathie b) feuchte: Kardiomyopathie, Ödeme, Laktatazidose.

Anwendungsgebiete	Empfohlene Dosierung	Applikation
Allgemeine Prävention	10–50 mg Vitamin B_1/d	p.o.
AIDS/HIV-Infektion	50–100 mg/d als B-Komplex	p.o.
Alkoholische Polyneuropathie	100–300 mg Benfotiamin/d (+ 100–300 mg B_6), zusätzlich B_{12}, Folsäure und Magnesium	p.o.
Beriberi	100–200 mg/d (i.m., i.v.) über mehrere Tage, dann 100–300 mg/d (p.o.)	i.m., i.v., p.o.
Diabetes mellitus/ diabetische Neuro-/Nephropathie	50–100 mg/d 150–300 mg/d als Benfotiamin	p.o.
Langzeitmedikation mit Furosemid, Phenytoin	20–50 mg/d	p.o.
Laktatazidose	100–400 mg	i.v.
Neuropathien, Neuralgien (Zoster)	100–300 mg/d als Benfotiamin mit B_6 und B_{12}	p.o.
Repellent (Insektenabwehr)	100 mg/d	p.o.
Stress, Kozentrationsschwäche	20–50 mg/d zus. mit Mg, Vit. C, B_6 und B_{12}	p.o.
Wernicke-Korsakoff-Syndrom	100–500 mg/d (3–5 d lang), danach peroral	i.v.

Weitere Anwendungsgebiete: Alkoholentwöhnung, DAT, Diabetische Azidose, Depressionen, Krebs, MS, Leuzinose, Thyreotoxikose.

Einnahme: Einnahme zwischen oder zu den Mahlzeiten. Tagesdosis über den Tag verteilen.

Hinweis: Im Ggs. zu wasserlöslichen werden fettlösliche Thiamin-Derivate (Benfotiamin) dosisproportional resorbiert und sind daher zur oralen Therapie besser geeignet!

Gegenanzeigen: Verdacht auf Thiamin-/Benfotiamin-Überempfindlichkeit.

Nebenwirkungen: In Einzelfällen allerg. Reaktionen (z. B. Hautreaktionen mit Juckreiz und Urtikaria, parenteral: Atemnot, anaphylaktoide Reaktionen).

Wechselwirkungen: Antazida, Alkohol, schwarzer Tee (Thiamin-Resorption↓). 5-FU hemmt kompetitiv die Phosphorylierung von Thiamin zu TPP.

Präparateauswahl: milgamma mono® 50/150 (50/150 mg Benfotiamin/Drg.), Betabion® 10/100 (10/100 mg Thiamin-HCl/Tbl.), Aneurin-AS® 500 mg (500 mg Thiamin-HCl/Filmtabl.), Vitamin-B_1-Injektopas 25/100 mg, Injl. (25/100 mg Thiamin-HCl/1/2 ml), Vitamin B_1-Hevert® Injl. (200 mg Thiamin-HCl/2 ml).

Vitamin B_2 (Riboflavin)

Funktionen: Coenzymatisch aktive Form: Flavinmono- (FMN) und Flavinadenindinucleotid (FAD); mitochondrialer Energiestoffwechsel (Atmungskette), Antioxidanz (GSH-Reduktase), Xenobiotika-Entgiftung (Flavoprotein-Monooxygenase), Phagozytose (NADPH-Oxidase), Dehydrierung von FS (Acyl-CoA-Dehydrogenase, β-Oxidation), AS: Oxidative Desaminierung. Coenzym im B_3-, B_6-, Folsäure- und Vit. K-Stoffwechsel.

Empfohlene Zufuhr (laut D-A-CH): Jgl. und Erw. 1,2–1,5 mg/d, Schwangere und Stillende 1,5–1,6 mg/d.

Vitamin-B_2 (Riboflavin)-Status: Renale Riboflavin-Exkretion (normal): > 120 µg/24 h; Aktivitätskoeffizient der erythrozytären GSH-Reduktase (α-EGR) nach Stimulierung mit FAD (Riboflavinmangel): > 1,2.

Mangel/erhöhter Bedarf: AM: Antibiotika, Antidepressiva, Barbiturate, Phenothiazine, Kontrazeptiva, NRTI, Proteasehemmer, Zytostatika; Ernährung: hohe Verluste bei Lichtexposition; Erkr.: AIDS/HIV, Darmmykosen, Hypothyreose, Krebs; Phototherapie Neugeborener mit Hyperbilirubinämie; Operationen und Traumen.

Mangelsymptome: Haut/Schleimhaut: Rötung, Schuppung, seborrhoische Dermatitis/Entzündungen der Mundschleimhaut, Glossitis, Mundwinkelrhagaden; Auge: Lichtempfindlichkeit, Keratitis, Kataraktrisiko↑; GSH-Reduktase-Aktivität↓; Mitochondriale Dysfunktion/Myopathien, Laktatazidose; Methämglobinämie, hypochrome Anämie; Störungen im Eisen-, Vitamin-B_3- und B_6-Stoffwechsel.

Anwendungsgebiete	Empfohlene Dosierung	Applikation
Allgemeine Prävention	10–50 mg Vitamin B_2/d	p.o.
AIDS/HIV-Infektion	50–100 mg/d als B-Komplex	p.o.
Migräne, Anfallsprophylaxe	400 mg/d	p.o.
Myopathien (Acyl-CoA-Dehydrogenase-Mangel)	100–200 mg/d (zusätzlich L-Carnitin)	p.o.
Katarakt	10–50 mg/d als B-Komplex	p.o.
Laktatazidose	50–100 mg/d als B-Komplex (v.a. Vit. B_1)	p.o.
Methämglobinämie, rezessive, familiäre	20–120 mg/d	p.o., i.m.
Phototherapie bei Neugeborenen-Hyperbilirubinämie	0,5 mg/kg KG × d	
Sichelzellenanämie	10–20 mg/d	p.o.

Einnahme: Zwischen oder zu den Mahlzeiten; Tagesdosis über den Tag verteilt einnehmen.

Nebenwirkungen: Starke Gelbfärbung des Urins zeigt erhöhte Riboflavinexkretion an und ist harmlos.

Wechselwirkungen: Gleichzeitige Gabe von Probenecid (Riboflavin-Resorption↓).

Präparateauswahl: B_2-Asmedic® (10 mg/Tbl.), Vitamin B_2 10 mg JENAPHARM (10 mg/Drg.), Vitamin B_2 10 mg inj. JENAPHARM (10 mg/2 ml), Vitamin-B_2-Injektopas 20 mg, Injl. (14,6 mg/1 ml).

Vitamin B_3 – Nicotinsäure (Niacin) und Nicotinsäureamid (Niacinamid)

Funktionen: Coenzym: Nicotinamid-Adenin-Dinukleotid, -phosphat (NAD, NADP); mitochondrialer Energiestoffwechsel (ATP-Produktion, Atmungskette); Auf- und Abbau von KH, Fett-und Aminosäuren; Lipid- und Cholesterinstoffwechsel; DNA-Replikation und -Reparatur; antioxidative Schutzfunktion, Calciumhomöostase, Blutzuckerregulierung.

Empfohlene Zufuhr (laut D-A-CH): Jgl. und Erw. 13–17 mg/d, Schwangere und Stillende 15–17 mg/d.

Vitamin-B_3 (Niacin)-Status: Renale Exkretion von N-Methylnicotinamid (Mangel): < 0,8 mg/d; Verhältnis der renalen Exkretion von N-Methyl-2-pyridon-3-carboxamid und N-Methylnicotinamid im Urin (normal): 1,3–4,0, (Mangel): < 1,0.

Mangel/erhöhter Bedarf: AM: Antiepileptika, Azathioprin, Benserazid, Carbidopa, Diazepam, INH, L-Dopa, Mercaptopurin, NRTI, Paracetamol, Proteasehemmer; Fehlernährung (Mais, Hirse → Pellagra); Erkr.: AIDS/HIV, CED, Hartnup-, Karzinoidsyndrom, Krebs, Malabsorption, Hämodialyse; Mangel an Vitamin B_2, B_6 und L-Tryptophan (60 mg L-Tryptophan = 1 mg Niacin).

Mangelsymptome: Appetitverlust, Erschöpfung, Depressionen, Psychosen, Muskelschwäche; Dermatitis: Gerötete, rissige, schuppige Haut, v. a. an lichtexponierten Stellen; Mundwinkelrhagaden; Schleimhautveränderungen (Mund, Zunge, GIT); Pellagra (Dermatitis, Diarrhoe und Demenz = 3D-Krankheit); Immundepression; N-1-Methylnicotinamid und N-1-Methyl-2-pyridon-3-carboxamid (renale Exkretion↓).

Anwendungsgebiete	Empfohlene Dosierung	Applikation
Allgemeine Prävention	20–200 mg Niacin/-amid/d	p.o.
AIDS/HIV-Infektion	50–200 mg Niacin/-amid/d als B-Komplex	p.o.
Diabetes mellitus Typ-I (neu diagnostiziert), Prävention der Manifestation bzw. -Progression	3000 mg Niacinamid/d	p.o.
Hyperlipidämien Typ II a, II b, III, IV, V (auch erhöhte Lp(a)-Werte).	1,5–3 (6) g Niacin (Nicotinsäure)/d (einschleichend: Flush!!) oder	p.o.
Nicht Niacinamid!	2,4 g Inositolnicotinat/d (3 × 800 mg/d)	p.o. p.o.
Krebs	200–1500 mg Niacinamid (Niacin)/d	p.o.
Osteoarthritis (z. B. Kniegelenke)	3000 mg Niacinamid/d (3 × 1000 mg)	p.o.
Pellagra	300–500 mg Niacinamid/d	p.o.
Sonnenallergie polymorphe, Lichtdermatose (Vorbeugung)	600 mg Niacinamid/d (Beginn: ≥ 7 d vor Sonnenlichtexposition)	p.o.
Weitere Anwendungsgebiete: Durchblutungsstörungen (Niacin).		

Einnahme: Zu bzw. nach den Mahlzeiten mit viel Flüssigkeit in mehreren kleinen Einzeldosen.

Hinweis: Niacin ist einschleichend zu dosieren. Flush kann durch ASS (100–300 mg) oder Antihistaminikum (20–30 Min. vorher) reduziert werden. Bei Inositolnicotinat sind Nebenwirkungen (Flush, Glucosetoleranz) deutlich geringer ausgeprägt.

Gegenanzeigen: (Niacin): akute Herz-Kreislauf-Insuffizienz.

Nebenwirkungen: (Niacin): Flush (Pruritus, Urtikaria), GIT-Störungen (Übelkeit, Diarrhö). Hochdosistherapie

(> 1,5 g Niacin/d) kann die Glucosetoleranz verringern, Harnsäure- und Homocysteinspiegel (Folsäure, B_6 und B_{12} ergänzen) erhöhen und Risiko für Magen-Darm-Ulzera steigern. Leberparameter (Transaminasen) bei hoher Dosierung regelmäßig (alle 3–6 Monate) überprüfen!

Wechselwirkungen: Niacin (hohe Dosen): orale Antidiabetika (blutzuckersenkende Wirkung↓), Antihypertensiva (blutdrucksenkende Wirkung↑), Antikoagulantien (Wirkung↑). Niacinamid (hohe Dosen): Carbamazepin-Clearance↓, Primidon-Ausscheidungsrate↓.

Präparateauswahl: Nicolip® (800 mg Inositolnicotinat/Tbl.), Xantinol-nicotinat-ratiopharm® 500 (Xantinolnicotinat 500 mg/Retardkps.), Nicobion® (200 mg Nicotinamid/Tbl.), Nicotinsäureamid 200 mg Jenapharm® (200 mg Nicotinamid/Tbl.), MerSol-ratiopharm® (200 mg Nicotinamid + 5 mg Folsäure)/Tbl.).

Vitamin B_5 (Pantothensäure) und Pantethin

Funktionen: Essentieller Bestandteil des Coenzym A (CoA = universeller Acylgruppen-Überträger im Intermediärstoffwechsel: Abbau und Synthese von KH, Fett- und Aminosäuren); Synthese von Acetylcholin, Cholesterin, Steroidhormonen, Taurin, Vit. A und D; Hämsynthese.

Geschätzte empfohlene Zufuhr: Jgl., Erw., Schwangere und Stillende 6 mg Pantothensäure pro Tag.

Pantothensäure-Status: Pantothensäure-Exkretion im Harn (Normalwert): ≥ 1 mg/d, (Mangel): < 1 mg/d.

Mangel/erhöhter Bedarf: Alkoholismus; chron. Erkrankungen (z.B. Leber, CED); Ernährung: Reduktionsdiäten.

Mangelsymptome: Müdigkeit, Kopfschmerzen, depressive Verstimmungen, Schleimhautenzündungen (GIT, Atemwege, Mund, Nase), Dermatitis, Immunschwäche, Anämie; Myalgien, Kribbeln in den Zehen, brennende Schmerzen in den Füßen (Parästhesien, Burning-feet-Syndrom), Reflexstörungen; NNR-Insuffizienz; Wundheilung↓.

Einnahme: Einnahme zwischen oder zu den Mahlzeiten. Tagesdosis über den Tag verteilen.

Nebenwirkungen: Eine Hypervitaminose durch Pantothensäure ist beim Menschen nicht bekannt. Allergische Unverträglichkeitsreaktionen (in Einzelfällen).

Präparateauswahl: Bepanthen® Roche (Dexpanthenol/LTA), Panthenol 100 mg JENAPHARM® (100 mg Dexpanthenol/Tbl.), Bepanthen® Roche Injl. (500 mg Dexpanthenol/2 ml), Panthenol Braun 500 mg/2,5 g Injl. (500 mg bzw. 2500 mg Dexpanthenol/2 ml bzw. 10 ml).

Anwendungsgebiete	Empfohlene Dosierung	Applikation
Allgemeine Prävention	10–100 mgVitamin B_5/d	p.o.
Burning-feet-Syndrom	200–500 mg Dexpanthenol/d	p.o.
Postoperative Darm- und Blasenatonie, Prophylaxe/Therapie	Prophylaxe: 1000 mg (i.v.) während oder unmittelbar nach der Operation Therapie: 1000 mg (i.v./i.m.), bei Bedarf alle 6 h wiederholen	i.v., i.m.
Fettleber mit Hypertriglyceridämie	600–900 mg Pantethin/d (unterstützende Therapie)	p.o.
Schleimhautläsionen im Mund- und Rachen (z. B. Mandeloperationen)	200–500 mg Dexpanthenol/d als LTA (langsam im Mund zergehen lassen)	p.o.
Wundheilungsstörungen, Sonnenbrand, Verbrennungen	Cremes, Lotionen, Salben (2–5 %)	topisch
Hyperlipidämie (TG, GC, LDL-C↑) v.a Triglyceridämie	600–900 mg Pantethin/d, z. B. 3 × 300 mg/d (zusätzlich Ernährungsumstellung!)	p.o.

Weitere Anwendungsgebiete (p.o.): Akne (10 g/d), Analfissuren, Brustrhagaden, CED, Hämodialyse, Haarwuchsstörungen, Rheumatoide Arthritis.

Vitamin B_6 (Pyridoxin)

Funktionen: Coenzymatisch aktive Form: Pyridoxal- (PLP), Pyridoxaminphosphat (PMP); AS-Stoffwechsel (z. B. L-AS-Decarboxylasen), Neurotransmitter-Biosynthese (Serotonin, Noradrenalin, Dopamin, GABA), Myelin-, Phospho- und Sphingolipidsynthese, Homocystein-Entgiftung (Cystathionin-β-Synthase), Immunkompetenz, Lipid-/KH-Stoffwechsel (Gluconeogenese), Hämsynthese (δ-Aminolävulinsäure-Synthase), Steroidhormonstoffwechsel; Synthese von Niacin u. Picolinsäure (aus L-Tryptophan), Taurin und Kreatin.

Empfohlene Zufuhr (laut D-A-CH): Jgl. und Erw. 1,2–1,6 mg/d, Schwangere und Stillende 1,9 mg/d.

Vitamin-B_6-Status: PLP (Plasma): ≥ 60 nmol/l (normal); α-EAST (Aktivierungskoeffizient der Aspartat-Aminotransferase) nach Stimulierung mit PLP (gute Versorgung): < 1,7 (Mangel): ≥ 1,85; Exkretion von 4-Pyridoxinsäure im Urin (B_6-Mangel): < 0,6 mg/24 h (Männer), < 0,5 mg/24 h (Frauen); Renale Xanthurensäure-Exkretion nach Trp-Belastung (latenter): > 30 mg/24h, (ausgeprägter B_6-Mangel): > 50 mg/24 h.

Mangel/erhöhter Bedarf: Alkoholabusus; AM: Antiepileptika, Cycloserin, INH, L-Dopa, Dihydralazin, Hydralazin, orale Kontrazeptiva, Mitomycin C, Procarbazin, D-Penicillamin, NRTI, Theophyllin; Erhöhter Bedarf: Wachstum, Kraftsport; Ernährung: proteinreich, geringe Bioverfügbarkeit aus pflanzl. Vit.-B_6-Quellen, hohe Hitzelabilität; Erkr.: AIDS/HIV, Asthma, Diabetes, Krebs, Malabsorption; Rauchen; Vit.-B_2- und Magnesiummangel; Pyrrolurie; Strahlenschäden, -therapie.

Mangelsymptome: Depressive Verstimmung, Schlaflosigkeit; gerötete, schuppige Haut (seborr. Dermatitis); Glossitis, Stomatitis; Muskelatrophie, -schwäche, Krampus Syndrom; periphere Neuropathie, Demyelinisierung, epileptiforme Krämpfe und Tremor im Säuglingsalter; Immundepression; hypochrome, eisenrefraktäre Anämie; Homocysteinämie (≥ 10 µmol/l), Hyperoxalurie (Nierensteinrisiko); Störungen im Dopamin-Prolaktin-Stoffwechsel; Einbau von Uracil in die DNA↑ (→ Chromosomenabbrüche, Karzinomrisiko↑, v. a. Prostata).

Anwendungsgebiete	Empfohlene Dosierung	Applikation
Allgemeine Prävention	10–50 mg/d	p.o.
AIDS/HIV-Infektion	50–200 mg/d	p.o.
Chinese-Restaurant-Syndrom	50–100 mg/d	p.o.
Homocyst(e) inämie (≥ 10 µmol/l)	5–50 mg/d (mit Folsäure und B_{12}) in Einzelfällen bis 250 mg/d (mit 5 mg Folsäure/d).	p.o.
Homocystinurie	200–1200 mg/d	p.o.
Hyperoxalurie Typ I	150–1000 mg/d	p.o.
INH-, D-Penicillamin-Therapie	100 mg/d (v. a. bei > 10 mg INH/kg KG/d)	p.o.
INH-Vergiftung/ Neuropathien unter INH-/ Cycloserin-/D-Penicillamin-Therapie	1 g Pyridoxin-HCl/g INH i.v. als Bolus (bei unbekannter INH-Dosis 5 g initial)/ 300–1000 mg/d,	i.v., p.o. p.o.
Karpaltunnelsyndrom	100- 300 mg/d	p.o.
PMS	50–500 mg/d, ab dem 10.Tag vor bis zum Einsetzen der Periode (z. B. 200 mg/d)	p.o.
Pyridoxine-Dependency (epileptiforme Krämpfe in der Kindheit)	50–100 mg (i.v./i.m.) bzw. 10–30 mg/kg/d (p.o.)	i.v., p.o.

Weitere Anwendungsgebiete (p.o.): Hyperemesis gravidarum, KHK, Krebs, Neuropathien, alkohol./diabetische Polyneuropathien, Osteoporose, Strahlenkater.

Einnahme: Zwischen oder zu den Mahlzeiten. Tagesdosis in mehreren kleinen Dosen.

Nebenwirkungen: In Einzelfällen (> 300 mg/d): Periphere sensorische Neuropathien (reversibel!).

Wechselwirkungen: CAVE: L-Dopa-Wirkung↓ (auch in Kombi mit Decarboxylasehemmer keine pharmakologischen Vitamin-B_6-Gaben!). Wirkspiegel von Antiepileptika (Phenytoin, Phenobarbital) kann durch Pyridoxin (z. B. 80–400 mg/d) absinken. INH, D-Penicillamin und Cycloserin erhöhen den Vit.-B_6-Bedarf.

Präparateauswahl: Vitamin B_6 20 mg JENAPHARM (20 mg Pyridoxin-HCl/Tbl.), Vitamin B_6-ratiopharm® (40 mg Pyridoxin-HCl/Filmtabl.), Vitamin B_6-Hevert® (100 mg Pyridoxin-HCl/Tbl.), B_6-Vicotrat/forte (40/300 mg Pyridoxin-HCl/Tbl./Drg.), Vitamin B_6-Hevert®, Injl. (25 mg Pyridoxin-HCl/2 ml), Vitamin B_6 50 mg inject (50 mg Pyridoxin-HCl/2 ml).

Vitamin B_9 (Folsäure)

Funktionen: DNA- u. RNA-Synthese (Wachstum, Zellteilung); Purin- und Pyrimidinnukleotid-Biosynthese, Methylierung von Desoxyuridin-Monophosphat zu Thymidilat (= limitierender Schritt der DNA-Synthese), Umwandlung von Serin in Glycin, Histidin-Stoffwechsel, Homocystein-Entgiftung, Embryogenese, enge Relation zum Eisen- und B_{12}-Stoffwechsel.

Empfohlene Zufuhr (laut D-A-CH): Jgl. und Erw. 400 µg, Schwangere und Stillende 600 µg Folsäure (Nahrungsfolat). Frauen*, die schwanger werden wollen: 400 µg synthet. Folsäure/d (Supplement) zur Vorbeugung von Neuralrohrdefekten (Beginn: ≥ 4 Wo. vor Schwangerschaftsbeginn, 3 Monate lang).

> 1 µg Folat-Äquivalent = 1 µg Nahrungsfolat = 0,5 µg synthet. Folsäure (PGA = Pteroylmonoglutaminsäure).

Folsäure-Status: Serum-Folat (unterer Grenzwert): 3,5–4 ng/ml (defizitär): < 3,5 ng/ml; Erythrozyten-Folat (defizitär): < 250 ng/ml; Homocyst(e)in-Serumspiegel (Mangel): ≥ 10 µmol/l.

Mangel/erhöhter Bedarf: AM: Antiepileptika, Aminopterin, ASS, Colestyramin, Cotrimoxazol, Cycloserin, Furosemid, INH, orale Kontrazeptiva, Metformin, MTX, Pankreatin, PAS, Pentamidin, Proguanil, Pyrimethamin, Sulfasalazin, Triamteren, Tetroxoprim, Trimethoprim; Erhöhter Bedarf: Perikonzeption, Schwangerschaft, Eisenmangel; Erkr.: AIDS/HIV, hämolyt. Anämien, Hyperthyreose, Krebs, Lebererkr., akute Leukämien, Malaria, Niereninsuff., RA, Sichelzellenanämie, Thalassämie;

Malabsorption: Amyloidose, CED, Darmstenosen, Jejunumresektion, Sprue; Lebensmittel: falsche Lagerung/ Zubereitung; Mangel an Vit. C, B_{12} und Zink; Rauchen.

Mangelsymptome: Anorexie, Blässe, Depression, Schwäche, Vergesslichkeit; Glossitis, Stomatitis, Schleimhautatrophie (GIT, Urogenitaltrakt); Embryopathien (z.B. Spina bifida), Schwangerschaftskomplikationen (Abort, Früh-, Fehlgeburten); Megaloblastäre Anämie; Leuko-, Thrombozytopenie; Homocyst(e)inämie; Phagozytoseaktivität der Leukozyten↓; Hemmung der Thymidilat-Synthase (→ Chromosomenbrüche); Polyneuropathien (auch B_{12}-Mangel); Risiko für Kolonkarzinome↑.

Anwendungsgebiete	Empfohlene Dosierung	Applikation
Allgemeine Prävention	0,4 mg/d	p.o.
Homocyst(e) inämie (≥ 10 µmol/l)	0,4–5 mg/d (zusammen mit B_6 und B_{12})	p.o.
Perikonzeption/Schwangerschaft	0,4–1 mg/d: ≥ 4 Wochen vor bis 3 Monate nach Konzeption!	p.o.
Einnahme oraler Kontrazeptiva	0,4 mg/d (p.o.)	p.o.
Neuralrohrdefekt in früherer Schwangerschaft	4–5 mg/d: ≥ 4 Wochen vor bis 3 Monate nach Konzeption!	p.o.
KHK, Diabetes mellitus	0,4–1 mg/d	p.o.
Megaloblastenanämie bei nachgewiesenem Folsäuremangel[1]	10–20 mg Folsäure/d (zusammen mit B_{12}) oder 1–5 mg i.v., i.m.	p.o.
MTX-Behandlung bei aktiver RA	5–27,5 mg/Woche	p.o.
Zervixdysplasie	10 mg/d (**zusammen** mit B_{12})	p.o.

Weitere Anwendungsgebiete (p.o.): Alkoholismus, CED, Depression, Dialyse, Epilepsie, Frühgeborene, Hämoglobinopathien (Thalassämie, Sichelzellanämie), Intensivmedizin, Krebs, Leistungssport, Neuropathien, Osteoporose, Restless-legs-Syndrom, Sprue.

1 Wird megaloblastäre Anämie aufgrund Vit.-B12-Mangel nicht ausgeschlossen, ist Folsäure immer zusammen mit Vit. B12 zu substituieren!

Einnahme: Zwischen den Mahlzeiten.

Gegenanzeigen: Megaloblastäre Anämie infolge Vit.-B_{12}-Mangel (**CAVE:** irreversible neurologische Störungen). Die Ursache einer Megaloblastenanämie muss vor Therapiebeginn abgeklärt werden!

Nebenwirkungen: In seltenen Fällen: allerg. Reaktionen, Pruritus, Einschlafstörungen, GIT-Störungen.

Wechselwirkungen: Antiepileptika z.B. Phenytoin (Plasmaspiegel und antikonvulsive Wirksamkeit↓ – **nicht > 1 mg Folsäure/d!**); Chloramphenicol (Folsäure-Therapie↓); Estrogene (Folsäure-Resorpt.↓); in hoher Dosierung bei gleichzeitiger Gabe von Folsäure-Antagonisten (z.B. MTX) gegenseitige Wirkungshemmung möglich; gleichzeitige Anwendung mit 5-FU (schwere Durchfälle!); Langzeitmedikation mit Antiepileptika (Folsäurespiegel↓).

Präparateauswahl: Lafol® (0,4 mg Folsäure/Tbl.); Folgamma® (1,5 mg Folsäure + 25 µg B_{12}/Tbl.), Folsäure-Hevert® (5 mg Folsäure/Tbl.), Folverlan® (5 mg Folsäure/Tbl.), Folgamma® forte, Injl. (15 mg Folsäure + 100 µg B_{12}/1 ml), Folsäure-Hevert® forte, Injl. (20 mg Folsäure/2 ml).

Vitamin B_{12} (Cobalamin)

Funktionen: Coenzymatisch aktive Form: Adenosyl- und Methylcobalamin; DNA-Synthese (Ribunucleotid-Reduktasen), Aktivierung von Folsäure (THF), Übertragung von Methylgruppen (Methylcobalamin), Bildung der Myelinscheiden, Erythropoese, Homocystein-Entgiftung, Abbau verzweigtkettiger Fettsäuren (Adenosylcobalamin).

Empfohlene Zufuhr (laut D-A-CH): Erw. 3 µg/d, Schwangere und Stillende 3,5–4,0 µg/d.

Vitamin-B_{12}-Status: Vit.-B_{12}-Serumspiegel (Risiko für B_{12}-Mangel): < 300 ng/l (222 pmol/l); Methylmalonsäure (MMS)-Serumspiegel (Mangel): > 376 nmol/l; Renale MMS-Exkretion nach oraler Gabe von 5–10 g Valin (Mangel): ≥ 300 mg/24 h; Hcy-Serumspiegel (Mangel): ≥ 10 µmol/l; Schilling-Test (B_{12}-Resorptionstest).

Mangel/erhöhter Bedarf: Alter; AM: Antazida, Colchicin, Colestyramin, H_2-Blocker, orale Kontrazeptiva, KCl, Metformin, Neomycin, NRTI, PAS, Protease-, Protonenpumpenhemmer, N_2O-Narkose; Erkr.: AIDS/HIV, chron.-atroph. Gastritis, Hashimoto-Thyreoiditis, Hyperthyreose, Krebs, Leber-, Nierenerkr.; Malabsorption: Achlorhydrie, Amyloidose, bakt. Ileumbefall, Darmlymphome, Fischbandwurm, Hp-Infektion, M.Crohn, Zollinger-Ellison-, Imerslund-Syndrom; Ernährung: vegan; starke Raucher.

Mangelsymptome: Gedächtnis-/Konzentrationsstörungen, Psychosen, Leistungsschwäche; Schleimhautatrophie, brennende Zunge (fleischig, rot); Neuralgien, Neuropathien; Erythropoese↑; Leuko-, Thrombozytopenie, perniziöse Anämie: makrozytär (MCV > 98 fl), hyperchrom (MCH > 34 pg); Durchfall, Ikterus, Hunter-Glossitis, Kurzatmigkeit, Stomatitis, Tinnitus, Parästhesien, Muskelparesen (funikuläre Myelose); Gastrin-, Homocyst(e) in-, MMS-Serumspiegel↑.

Anwendungsgebiete	Empfohlene Dosierung	Applikation
Allgemeine Prävention	10–50 µg/d	p.o.
AIDS/HIV-Infektion	(50–100 µg/d, p.o.), besser: 1 mg alle 1–3 Monate (i.m.)	p.o, i.m.
Altersbedingte Gedächtnisstörungen, Demenz	100–500 µg/d (p.o.), oder: 0,5–1 mg alle 3–6 Monate (i.m.)	p.o., i.m.
Herz-Kreislauf-Erkrankungen	50–100 µg/d	p.o.
Leistungssport, Konzentrationsschwierigkeiten, Stress	100–500 µ/d (p.o.), oder: 0,5–1 mg alle 3–6 Monate (i.m.)	p.o., i.m.
Perniziöse Anämie/ Funikuläre Myelose	initial: 1000 µg Hydroxocobalamin 2–4 ×/Wo. (bis zur Normalisierung der hämatolg. Veränderungen bzw. Besserung der neurolog. Symptome)	i.m.
	dann: 500–1000 µg/Wo. über 1–3 Mo.	i.m.
	lebenslang: 100–500 µg/Mo. (bei B_{12}-Resorptionsstörung)	i.m.
Morbus Crohn	1000 µg alle 3–4 Monate	i.m.
Chronisch-atrophische Gastritis	100–500 µg/Mo.	i.m.
Neuralgien, Neuropathien	500–1000 µg/d, dann 500–1000 µg 1–3 ×/Wo.	i.m.

Weitere Anwendungsgebiete (i.m., p.o.): Herpes zoster, Langzeitmedikation mit Protonen- und H_2-Antagonisten, MS, Trigeminusneuralgie, Röntgen-, Strahlenkater, Rekonvaleszenz, Tabak-Amblyopie.

Einnahme: Vorzugsweise nüchtern (während oder zu den Mahlzeiten).

Nebenwirkungen: Bei parenteraler Applikation in Einzelfällen: Akne, ekzematöse/urtikarielle Arzneimittelreaktionen, anaphylaktische Reaktionen (v.a. bei i.v.).

Wechselwirkungen: Alkohol, Colchicin, Neomycin (Vitamin-B_{12}-Resorption↓).

Präparateauswahl: B_{12}-Ankermann Dragees® (1 mg Cyanocobalamin/Drg.), Vitasprint B_{12} (0,5 bzw. 0,2 mg Cyanocobalamin/Tfl. bzw. Kps.), B_{12}-Ankermann 100/1000 µg Injl. (0,1/1 mg Cyanocobalamin/ml), B_{12}-Depot-Hevert, Injl. (1 mg Hydroxycobalamin[1] /2 ml), B_{12}-Depot-Vicotrat® Injl. (0,5 mg Hydroxocobalamin[1] /ml).

1 Speicherform: Hydroxocobalamin besitzt gegenüber Cyanocobalamin eine stärkere Eiweißbindung (= natürl. Depotform).

Vitamin C (Ascorbinsäure)

Funktionen: Antioxidanz; Antikanzerogen (Nitrosaminbildung↓); Immunkompetenz (zelluläre/humorale); Endothelzellschutz (NO-Bioverfügbarkeit↑: antithrombotisch, blutdrucksenkend); Neurotransmittersynthese (Noradrenalin, Serotonin, DOPA); Biosynthese von Carnitin, Kollagen, Steroiden; Proteinglykosilierungshemmer (AGE, HbA_{1c}↓); Eisenbioverfügbarkeit↑; Regeneration von GSH, Vit. E und THF; Abbau von Tyrosin und Cholesterin; Detoxifikation (CYP 450: Xenobiotika); α-Amidierung von Peptiden (CRH, TRH, Gastrin).

Empfohlene Zufuhr (laut D-A-CH): Jgl. und Erw. 100 mg/d, Raucher 150 mg/d, Schwangere 110 mg/d und Stillende 150 mg/d.

Vitamin-C-Status: Plasma (Mangel): < 0,4 mg/dl (22 µmol/l), (gute Versorgung): ≥ 1,08 mg/dl (60 µmol/l); Leukozyten (normal): > 15 mg/dl.

Mangel/erhöhter Bedarf: AM: ASS, Calcitonin, Barbiturate, Glucocorticoide, IL-2, Kontrazeptiva, NSAR, Tetracycline, Zytostatika; Chemo-/Strahlentherapie; Hp-Infektion; Erkr.: AIDS/HIV, Diabetes, Gastritis, Hyperthyreose, KHK, Krebs, Leber-/Nierenerkr., RA; Infektionen, Fieber; Rauchen; Verbrennungen.

Mangelsymptome: Antriebslosigkeit, Depressionen, Leistungs-/Muskelschwäche, Reizbarkeit, Müdigkeit; Avitaminose (Skorbut); Immunschwäche, Infektanfälligkeit↑↑; Lipidperoxidation↑; Risiko für Free Radical Diseases↑; schlechte Wundheilung, Schleimhautblutungen, Zahnfleischbluten; Thrombozyto-, Granulozytopenie; Histaminempfindlichkeit↑.

Anwendungsgebiete	Empfohlene Dosierung	Applikation
Allgemeine Prävention	0,2–0,5 g/d	p.o.
AIDS/HIV-Infektion	1–15 g/d (p.o.); 7,5–15 g (i.v.), z. B. 1–4 ×/Mo.	p.o., i.v.
Allergien (Asthma, allerg. Rhinitis)	2–5 g/d (p.o.); 7,5–15 g (i.v.), z. B. 1–2×/Wo.	p.o., i.v.
Bluthochdruck, KHK	0,5–3 g/d	p.o.
Cystin-Harnsteinleiden	3–5 g/d	p.o.
Dekubitus	0,5–1 g/d (p.o.); 7,5–30 g (i.v.)	p.o., i.v.
Diabetes mellitus	1–3 g/d	p.o.
Dickdarmpolypen	3 g/d	p.o.
Erkältungskrankheiten	1–6 g/d; z. B. 3 × 2 g Vit. C in Orangensaft, 5–7 Tage lang!	p.o
Helicobacter pylori (Hp)-Infektion	0,5–2 g	p.o.
Herpes-Infektionen, rekurrierend	1–3 g/d (p.o.) plus Bioflavonoide akut: 7,5–30 g/d (i.v.)	p.o. i.v.
Katarakt	0,5–3 g/d	p.o.
Methämglobinämien	Erw.: 1–3 g, Kdr.: 0,5–1 g	i.v.
Krebs	1–15 g/d (p.o.); 7,5–15 g (i.v.) z. B. 1–3 ×/Wo. (≥ 24 h Abstand zur Chemo-/Strahlentherapie!)	p.o. i.v.
Parodontopathien	0,2–1 g/d	p.o.
Morbus Parkinson	3–5 g/d	p.o.
Rauchen	0,5–1 g	p.o.
Rheuma, RA	1–3 g/d (p.o.); 7,5–15 g (i.v.), z. B. 1–2 ×/Wo.	p.o., i.v.
Skorbut	Erw./Kdr. 500–1000/200–500 mg/d (p.o.) i.v. über 1 Wo.	
Wundheilungsstörungen	7,5–30 g/d	p.o., i.v.

Weitere Anwendungsgebiete: Antibiotika-Therapie, Immunonutrition, Leistungssport, Schizophrenie, Immunotherapie mit IL-2, Hämodialyse

Einnahme: Zwischen oder zu den Mahlzeiten; Tagesdosis über den Tag verteilt einnehmen (Ausnahme: Retardpräparate).

Gegenanzeigen: Oxalat-Urolithiasis, Eisen-Speichererkrankungen (Thalassämie, Hämochromatose); Hochdosierte Anw.: Glucose-6-P-Dehydrogenase-Mangel, Niereninsuffizienz.

Nebenwirkungen: In hoher Dosierung (≥ 5 g/d) osmotische Durchfälle.

Wechselwirkungen: Natriumselenit↓ (Resorption↓; Einnahmeabstand: ≥ 2 h). Hohe Vitamin-C-Dosen können Bestimmung klinischer Parameter im Harn (Glucose, Harnsäure, Kreatinin, anorganisches Phosphat) und von okkultem Blut im Stuhl stören. Vit. C-Hochdosis-Infusionstherapie zeitversetzt zur CT oder RT (≥ 24 h, je nach HWZ des Zytostatikums 1–3 Tage).

Präparateauswahl: Vitamin-C-Pulver (100 g/Dose), Cebion® C 50/C 200/C 500 (50/200/500 mg/Tbl.), Köhlers Acerola (110 mg/Tbl.), Hermes Cevitt® (1 g/Brausetabl.), Cetebe® (0,5 g/Retardkps.), Xitix® (0,5 g/LTA), Vitamin C 500/1000 Amp. (0,5/1 g/5 ml Injl.), Vitamin-C-Injektopas® Injl. (7,5 g/50 ml).

Biotin (Vitamin H)

Funktionen: Biochemisch dient Biotin als prosthetische Gruppe von Carboxylasen. Gluconeogenese (Pyruvatcarboxylase), Aufrechterhaltung des Citratzyklus, Synthese und Abbau von Fettsäuren (Prostaglandine, PUFA), Aminosäurestoffwechsel (Abbau von Methionin, Threonin, Isoleucin und Valin), De-novo-Synthese von DNA- und RNA-Molekülen.

Empfohlene Zufuhr (laut D-A-CH): Jgl., Erw., Schwangere und Stillende 30–60 µg/d.

Biotin-Status: Biotin-Exkretion im Urin (Normalwert): 25–50 µg/24 h, (marginal): 10–25 µg/24 h.

Mangel/erhöhter Bedarf: Alkoholismus; AM: Antibiotika, Antiepileptika, Chemotherapeutika; Erhöhter Bedarf: Achlorhydrie, Diabetes, Kurzdarmsyndrom; Ernährung: exzessive Zufuhr von rohem Eiklar (Avidin = Biotin-bindendes Glykoprotein), TPN; genetisch bedingter Biotinidasemangel; Defekt der Holocarboxylase-Synthetase.

Mangelsymptome: Anorexie, depressive Verstimmung, Schwäche; Haut: Seborrhoische Dermatitis; Haare/Nägel: Haarausfall, brüchige, rissige Fingernägel; Biotinidasemangel (Kinder): Alopezie, Ataxie, Krampfanfälle, verzögerte Entwicklung, mentale Retardierung; Augen: Konjunktivitis; gestörte Immunregulation und Fettstoffwechsel; erhöhte renale Exkretion von 3-Hydroxy-Isovaleriansäure.

Anwendungsgebiete	Empfohlene Dosierung	Applikation
Allgemeine Prävention	100–300 µg/d	p.o.
Haarausfall und brüchige Nägel	2,5–5 mg/d (Zeitraum: ≥ 6 Monate)	p.o.
Genetisch bedingter Biotinidasemangel	5–10 mg/d	p.o.
Defekt der Holocarboxylase-Synthetase	10–30 mg/d	p.o.
Diabetes mellitus	0,3–15 mg/d	p.o.
Seborrhoische Dermatitis	10–20 mg/d	p.o.

Einnahme: Einnahme vor den Mahlzeiten!

Wechselwirkungen: Antiepileptika senken Biotinspiegel.

Präparateauswahl: Deacura® 2,5 mg (2,5 mg Biotin/Tbl.), Biotin-ratiopharm® (5 mg Biotin/Tbl.), Gabunat® (5 mg Biotin/Kps.), BIO-H-TIN® 5/10 mg (5/10 mg Biotin/Tbl.).

1.2 Fettlösliche Vitamine

Vitamin A (Retinol)

Funktionen: Zell-/Epithelschutz (Differenzierung, Kommunikation, Wachstum, Pathogenabwehr); Schutz vor maligner Transformation; Lungenreifung; embryonale Entwicklung; Wachstum/Funktion der Haut, Knochen und Schleimhäute; Protein-/Glykoproteinsynthese; Sehvorgang, Hören, Riechen; Detoxifikation (Leber); Immunkompetenz (Makrophagen-, NK-Zell-, Lymphozytenaktivität↑, AK-Produktion↑); Spermiogenese; Steroid- und Schilddrüsenhormonstoffwechsel; Antioxidanz.

1 I.E. = 0,3 µg Retinol; 6 µg Betacarotin = 1 µg Retinol; 3 mg Retinol = 10 000 I.E.

Empfohlene Zufuhr (laut D-A-CH): Jgl. und Erw. 0,8–1,1 mg (ca. 2700–3700 I.E.) Retinol, Schwangere und Stillende 1,1 bzw. 1,5 mg (etwa 3700 bzw. 5000 I.E.) Retinol.

Vitamin-A-Status: Serumspiegel (gute Versorgung): > 30 µg/dl, (Risiko für Mangel): ≤ 20 µg/dl; Interpretation der Serumwerte ist schwierig aufgrund der Retinol-Homöostase.

Mangel/erhöhter Bedarf: Alkoholabusus; AM: Colchicin, Colestipol, Colestyramin Neomycin, Paraffinöl, Antiepileptika, Xenical, Zytostatika, AM-induzierter Zinkmangel (siehe S. 113); Erkr.: Masern, Windpocken, rezidivierende Infekte; Lebererkr. (Leberzirrhose, Virushepatiden, Fettleber); Ernährung: PEM; Malabsorption: Gallengangsverschluss, M. Crohn, parasitäre Darmerkrankungen, Mukoviszidose, Sprue, Pankreatitis; Störungen der

Schilddrüsenfunktion; Fieber, Operationen; Zinkmangel.

Mangelsymptome: Antriebslosigkeit, Infektanfälligkeit, Nachtblindheit, Xerophtalmie, Keratomalazie, Hyperkeratose, spröde, trockene Haare/Nägel, Erblindung; hypochrome, eisenrefraktäre Anämie; Respirationstrakt: Infekte, Bronchitis, metaplastische Veränderungen; Anosmie, Stomatitis, Atrophie des Darmepithels; Hydrocephalus (Neugeborene); Knochenwachstums-/Dentinationsstörungen (Kinder); Kinder-/Masernsterblichkeit↑; Schwangerschaft: Missbildungen des Föten; Unfruchtbarkeit; Brust-, Kehlkopf-, Lungen-, Magen/Darm-, Ösophagus- und Prostatakrebsrisiko↑.

Vitamin-A-Hochdosistherapie (≥ 10 000 I. E./d) gehört in die Hand des Arztes und ist **kein Fall für die Selbstmedikation!** (Unbedenkliche obere Zufuhrmenge für Erwachsene: 10 000 I. E. Vitamin A/d).

Anwendungsgebiete	Empfohlene Dosierung	Applikation
Allgemeine Prävention	2000–5000 I. E./d	p.o.
Augenerkrankungen:		
Nachtblindheit	25 000–50 000 I. E./d	p.o.
Xeropthalmie	50 000–300 000 I. E./d	p.o.
Erkrankungen der Haut (Hyperkeratosen) und Schleimhäute:		
Anosmie	25 000–50 000 I. E./d	p.o.
Akne	30 000–100 000 I. E./d (z. T. mehr)	p.o.
schwere Akneformen	0,5–1 mg **Isotretinoin** pro kg KG/d	p.o.
Psoriasis	30 000–100 000 I. E./d (z. T. mehr)	p.o.
Aphthen	25 000–50 000 I. E./d	p.o.
Rhinitis sicca	Vitamin-A-haltiges Nasenöl	topisch
Krebs: Plattenepitheltumoren (z. B. Kehlkopf, Mundhöhle, Ösophagus, Zunge, Lunge, Vulva); Metastasen von Mamma-Tumoren, Melanome, Adenokarzinome.	300 000–1 500 000 I. E./d, **einschleichend,** z. B. 1.–5. Tag: 300 000 I. E./d, 6.–10. Tag: 600 000 I. E./d, dann Steigerung um 300 000 I. E. jeden 5. Tag bis Schäl- oder Schuppungsreaktion auftritt! Erhaltungsdosis ist individuell vom **Arzt** festzulegen!	p.o.
Mukoviszidose	2 500–10 000 I.E./d	p.o.

Weitere Anwendungsgebiete (p.o., i.m.): Ichthyosis, Hörstörungen, Neurodermitis, RA, Malabsorption (M. Crohn Pankreasinsuffizienz, Zöliakie), Aminoglykosid-Antibiotika-Therapie, Zervixdysplasie.

Einnahme: Zu oder nach den Mahlzeiten. Vitamin E verhindert oxidativen Abbau, verbessert Speicherung in der Leber und reduziert toxische Effekte des Vitamin A.

Gegenanzeigen: Retinoidtherapie, Hypervitaminose A, Hirndrucksteigerung. Hochdosistherapie: Schwere Hypertonie, Leber- und Nierenschäden, schwerer Diabetes, Glaukom; **CAVE: Schwangerschaft:** Höchstzufuhr: < 8000 I. E. Vitamin A/d (besser Betacarotin).

Nebenwirkungen: Schälreaktion der Haut (Desquamation) wird bei der Vitamin-A-Hochdosistherapie als typisches Symptom der erreichten Wirkdosis betrachtet.

Intoxikationen: Haarausfall, Rissigwerden der Nasen- und Lippenschleimhaut, Lichtscheu, Kopf-, Knochen- und Gelenkschmerzen, Hirndrucksymptome, Hypercalcämie.

Wechselwirkungen: Tetracycline (gleichzeitige Anw.: Hirndruck↑), orale Kontrazeptiva (Vit.-A-Spiegel↑), Warfarin, Dicumarol (gerinnungshemmende Wirkung↑); Colchicin, Neomycin, Colestyramin, Colestipol (Vit.-A-Resorpt.↓).

Präparateauswahl: Vitamin A+E-Hevert® (3000 I.E./70 I.E. Vit. A/E/Drg.) Vitamin-A-Saar® (10 000 I.E. Vit. A/Drg.), Rp. A-Mulsin® forte (30 000 I.E. Vit. A/ml, 100 g Emulsion), Rp. A-Mulsin®-Hochkonzentrat (300 000 I.E. Vit. A/g, 100 g Emulsion), Rp. A-E-Mulsin® fortissimum (30 000 I.E. Vit. A/300 I.E. Vit. E/g, 50 g Emulsion).

Betacarotin/Carotinoide

Zu den Carotinoiden zählen neben Betacarotin u.a. α-Carotin, Lutein, Lycopin, Crypto-/Zeaxanthin.

Funktionen: Provitamin A, Lycopin: stärkster Radikalfänger der Carotinoide; antioxidativer Lichtschutz (Erythem-/Kataraktbildung↓); Akkumulation in lipidreichen atherosklerot. Plaques, Lipidperoxidation↓ (ox.LDL↓); Inaktivierung von zelltoxischem Singulettsauerstoff (Quenching); Immunsystem (Aktivität der B- und T-Zellen↑, NK-Zell-Anzahl↑); Interzelluläre Kommunikation (Gap junctions), Arachidonsäurestoffwechsel.

1 I. E. = 0,6 µg Betacarotin, 1 µg Betacarotin = 1,67 I. E.

Schätzwertbereich (laut D-A-CH): 2–4 mg Betacarotin/d.

Carotinoid-Status: Plasmaspiegel (gute Versorgung): Betacarotin > 0,4 µmol/l; Lycopin > 0,5 µmol/l.

Mögliche Ursachen für Mangel/erhöhter Bedarf: Ernährung: unzureichende Zufuhr (z.B. Grünkohl, Tomaten, Aprikosen); hohe Sonnenlichtexposition; Fettmalabsorption: bakterielle Übersiedlung, Kurzdarmsyndrom, Mukoviszidose, Sprue, Pankreatitis, M. Whipple, Störung der Gallensekretion (Cholestase), Leberinsuffizienz; oxidativer Stress (z.B. AMD, Diabetes mellitus, Krebs, Rauchen, Leistungssport).

Mögliche Folgen/Mangelsymptome: Erhöhtes Risiko für Herzinfarkt (Betacarotin, Lycopin), Prostata-, Brust-, Magenkrebs (Lycopin), Lungen-, Speiseröhren-, Brust-

und Magenkrebs (β-Carotin); Katarakt, Makuladegeneration (Lutein/Zeaxanthin), Serum: Ox.LDL-Konz.↑.

Ein Gemisch aus natürlichen Carotinoiden weist einen besseren antioxidativen Zellschutzeffekt auf als Betacarotin alleine!

Anwendungsgebiete	Empfohlene Dosierung	Applikation
Allgemeine Prävention	5–20 mg Carotinoid-Kplx/d	p.o.
Herz-Kreislauf-Erkrankungen	5–30 mg Carotinoid-Kplx/d (→ Lycopin 2–15 mg/d)	p.o.
AIDS/HIV-Infektion	15–30 mg β-Carotin/Carotinoid-Kplx/d	p.o.
Katarakt, Makuladegeneration (AMD)	15–45 mg Carotinoid-Kplx/d (→ Zeaxanthin, Lutein)	p.o.
Krebserkrankungen	15–60 mg Carotinoid-Kplx/d (→ Lycopin 15–30 mg/d)	p.o.
Neurodermitis	15–60 mg β-Carotin/d	p.o.
Dysplastisches Nävussyndrom	50–75 mg β-Carotin/d	p.o.
*Pigmentstörungen (z. B. Vitiligo)	50–150 mg β-Carotin/d, 3–5 Wochen, dann: 25–50 mg/d bzw. jeden zweiten Tag	p.o.
*Polymorphe Lichtdermatose, erythropoetische Protoporphyrie	50–200 mg β-Carotin/d, 3–5 Wochen, dann: 25–50 mg/d	p.o.

Weitere Anwendungsgebiete (p.o.): Hypertonie, Licht-Urtikaria, Mukoviszidose, Prävention chron. Lichtschäden, Präkanzerosen und Epitheliome

Einnahme: Zu oder nach den Mahlzeiten. *Bei Hauterk. mit erhöhter Lichtempfindlichkeit sollte β-Carotin zur Erzielung einer optimalen Schutzwirkung rechtzeitig (≥ 4 Wo.) vor Sonnenexposition eingenommen werden.

Gegenanzeigen: Leberschäden, eingeschränkte Nierenfunktion.

Nebenwirkungen: β-Carotin kann keine Hypervitaminose A verursachen. Bei langfristiger (> 3 Wochen) hoher Dosierung (> 30 mg/d): harmlose Gelbfärbung der Haut (Carotinodermie) und des Stuhls.

Hinweis: Der bisher geltende ADI-Wert von täglich 5 mg β-Carotin/kg KG ist vom wissenschaftlichen Lebensmittelausschuss der EU am 7. Sept. 2000 zurückgezogen worden, da bei starken Rauchern bereits bei 20 mg/d gesundheitsschädigende Wirkungen beobachtet wurden. Der Verzicht auf Tabakkonsum ist der beste Schutz vor Lungenkrebs (nicht der Verzicht auf Carotinoide)!!

Präparateauswahl: BellaCarotin® mono (5 mg Betacarotin/Kps.), Carotaben® (25 mg Betacarotin/Kps.), Carotin-Kapseln kombiniert (3,6 mg Betacarotin/Kps. + Biotin 0,02 mg + Calciumpantothenat 7,5 mg), OxyLyc® (Provitamin A/Lycopin 3,33/2 mg/Kps. + Vitamin C/E/Selen: 225/36 mg/50 µg).

Vitamin D (Calciferole)

Funktionen: Aufrechterhaltung der Calcium- und Phosphat-Homöostase (mit PTH und Calcitonin), Knochenstoffwechsel (Mineralisation und Resorption), Suppression der Nebenschilddrüsenfunktion, Haut: Differenzierung und Proliferation der Epithelzellen, Immunmodulation, Transkription hormonsensitiver Gene, Insulinsekretion.

1 I.E. Vitamin D_3 = 0,025 µg Vitamin D_3 (Colecalciferol).

Empfohlene Zufuhr (laut D-A-CH): Kdr., Jgl., Erw., Schwangere und Stillende je 5 µg (200 I.E.), ab dem 65. Lebensjahr und älter 10 µg (400 I.E.) Vitamin D. Säuglinge ab dem Ende der 1. Lebenswoche bis zum Ende des 1. Lebensjahres 10–12,5 µg (400–500 I.E.) Vitamin D/d (Dt. Ges. f. Kinderheilkunde).

Vitamin-D-Status: 25-OH-Vitamin-D_3 im Serum (Referenzbereich): Sommer: 50–300 nmol/l, Winter: 25–125 nmol/l, (Mangel): < 30 nmol/l, (Optimal: > 100 nmol/l).

Mangel/erhöhter Bedarf: Alter: Nierenfunktion↓, Sonnenlichtexposition↓; AM: Antiepileptika, Colestyramin, Glucocorticoide, Paraffin, Rifampicin, Laxanzien; Erhöhter Bedarf: Alter, Säuglinge, Kleinkinder, Schwangerschaft/Stillzeit, dunkle Hautfarbe; Hypoparathyreoidismus; Calciummangel (Vit. D-Metabolismus↑); Niereninsuffizienz (1α-Hydroxylase↓); Malabsorption: CED, Kurzdarmsyndrom, Leber-, Gallenblasenerkrankung, Mukoviszidose, Pankreasinsuffizienz.

Mangelsymptome: Sek. Hyperparathyreoidismus (PTH↑); erhöhte Knochenresorption (Collagen-Crosslinks Exkretion↑); Skelettdeformierungen (Rachitis, Osteomalazie), Frakturrisiko↑; Wachstums- und Entwicklungsstörungen; Muskulatur: Spasmophilie, Tetanie; Reizbarkeit, chron. Müdigkeit, Infektanfälligkeit, Schlafstörungen; Risiko für Tumoren der Mamma und des Kolons↑; Serum: 25-Hydroxy-Vit.-D_3-Spiegel↓, alkalische Phosphatase↑.

Bei Tagesdosen > 1000 I.E. Vitamin D_3/d oder langfristiger Anwendung sollte Serumcalciumspiegel mindestens alle 3–6 Monate kontrolliert werden!

Einnahme: Zu den Mahlzeiten.

Gegenanzeigen: absolut: Hyperkalzämie, relativ: Nierensteinanamnese, Sarkoidose, Immobilisation.

Nebenwirkungen: Serumcalciumerhöhung (mögliche Folgen: Übelkeit, Erbrechen, Herzrhythmusstörungen, Nierenverkalkung).

Wechselwirkungen: Thiazide/Benzothiadiazin-Derivate (Hyperkalzämie-Risiko).

Präparateauswahl: Vigantoletten® 500/1000 (500/1000 I.E. Colecalciferol/Tbl.), Vitamin D_3-Hevert® (1000 I.E. Colecalciferol/Tbl.), Rp. D-Mulsin® (6000 I.E. Colecalciferol/ml Emulsion, 1 Tropfen = 250 I.E.), Rp. Vigantol® Oel (20000 I.E. Colecalciferol/ml), Rp. Rocaltrol® 0,25 µg/-0,5 µg (0,25 µg/0,5 µg Calcitriol/Kps.), Rp. Vigantol® 50000 Amp. i.m. (50000 I.E. Colecalciferol/ml Inj.).

Anwendungsgebiete	Empfohlene Dosierung	Applikation
Allgemeine Prävention	200–400 I. E. Colecalciferol/d	p.o.
Hypo- und Pseudohypoparathyreoidismus	10 000–20 000 I. E./d CAVE: Serum-Calciumkontrolle, Dosisanpassung!	p.o.
Langzeitmedikation mit Antiepileptika und Glucocorticoiden	400–1000 I. E./d	p.o.
Malabsorption, Vitamin-D-Mangel, -Prophylaxe (Gallen-, Pankreas-, oder Dünndarmerkrankungen)	3000–5000 I. E./d oder 50 000–100 000 I.E. als Einzeldosis (i.m.) in individuellen Abständen (i.d.R. alle 3 Mo.)	p.o.
Osteoporose	Prophylaxe: 400–1000 I. E./d Therapie: 1000–3000 I. E./d	p.o.
Rachitis	Prophylaxe: 400–500 I. E. (10–12,5 µg)/d, 2. Lebenswoche bis Ende 1. Lebensj., im 2. Lebensj. v. a. während der Wintermonate! Therapie: 1000–5000 I. E. Vitamin D/d über ein Jahr; evtl. Initial: 1 × 200 000 I. E.	p.o. p.o.
Schwangerschaft	200–400 I. E./d	p.o.
Stillzeit	400–1000 I. E./d	p.o.

Weitere Anwendungsgebiete: CED, MS, Mukoviszidose, Niereninsuffizienz (renale Osteodystrophie), Osteomalazie, hypophosphatämische Rachitis, Osteomalazie bei Ca-Plasmaspiegeln < 2,2 mmol/l, Polyarthritis, Psoriasis.

Vitamin E
(D-α-Tocopherol, Tocopherole, Tocotrienole)

Funktionen: Antioxidanz (kettenbrechend): Schutz mehrfach unges. FS der Zellmembranen vor Peroxidation (z. B. Erythrozyten, LDL-C, Linsenproteine), Endothelzellschutz; Hemmung der Nitrosaminbildung, Kanzerogenese und Proteinglykosilierung; Synergismus mit GSH, Vitamin C und Selen; Immunkompetenz↑; Eicosanoidmetabolismus: COX-2-, PLA_2- und Lipoxygenase-Aktivität↓, TXA_2-Synthese↓ (antithrombotisch); Regulierung der Proteinkinase C; Interaktion mit Transkriptionsfaktoren (NF-κ-B) und Zytokinen (TNFα); Zellatmung.

1 mg D-α-Tocopherol = 1,49 I. E. Vitamin E

Geschätzte empfohlene Zufuhr (laut D-A-CH): Jgl. und Erw. 12–15 mg D-α-Tocopherol/d.

Vitamin-E (α-Tocopherol)-Status: Plasma-Konzentration (gute Versorgung): > 30 (> 40) µmol/l.

Mangel/erhöhter Bedarf: AM: Antiepileptika, Colestyramin, Colestipol, Neuroleptika, Paraffin; Erkr.: Alzheimer, Abetalipoproteinämie, ALS, Diabetes, Hyperthyreose, KHK, Myokardischämie, Parkinson; Ernährung: Hohe PUFA-Zufuhr; Oxidativer Stress: Chemo-/Strahlentherapie, Leistungssport, Ozon, Rauchen, Reperfusionsschäden; Malabsorption: CED, Darmresektion, Gallengangsatresie, Gastrektomie, Mukoviszidose, Pankreatitis, Sprue, Steatorrhoe; Vit.-C- und Selenmangel.

Mangelsymptome: Ataxie, neurolog. Störungen, Nervenzelldegeneration, Muskelschwäche, ZNS: Anfälligkeit für oxidative Membranschäden↑; Lipidperoxidation (Plasma: ox.LDL-C, MDA und 4-HNE↑, Urin: 8-iso-$PGF_{2\alpha}$↑); Hämolyseneigung der Erythrozyten↑, Infektanfälligkeit, Haut: Altersflecken, Lipofuszineinlagerungen; Infertilität, Atrophie der Geschlechtsorgane; Störungen der Schilddrüsenfunktion; Risiko für Free Radical Diseases↑ (z.B. M. Alzheimer, Katarakt, Krebs).

Anwendungsgebiete	Empfohlene Dosierung	Applikation
Allgemeine Prävention	200–500 I.E./d in Kombi mit Vitamin C!	p.o.
Arteriosklerose	400–1000 I.E./d	p.o.
Diabetes mellitus	500–1800 I.E./d	p.o.
Erkrankungen des zentralen und peripheren Nervensystems		
▪ Alzheimer (DAT)	1000–3000 I.E./d	p.o.
▪ ALS	1000–3000 I.E./d	p.o.
▪ Epilepsie	500–1000 I.E./d	p.o.
▪ Tardive Dykinesie	500–1000 I.E./d (→ Neuroleptika-Therapie)	p.o.
▪ Morbus Parkinson	1000–3000 I.E./d	p.o.
▪ Multiple Sklerose	1000–2000 I.E./d	p.o.
Katarakt, Makuladegeneration (AMD)	400–800 I.E./d	p.o.
Krebs	500–2500 I.E./d	p.o.
Lebererkrankungen (Hepatitis B/C)	500–1200 I.E./d	p.o.
Leistungssport	500–1500 I.E./d	p.o.
Mukoviszidose	200–1000 I.E./d	p.o.
Pankreatitis, akute	1000–2000 I.E./d	p.o.
Chron. Polyarthritiden, aktivierte Arthrosen, Morbus Bechterew	1000–3000 I.E./d	p.o.

Weitere Anwendungsgebiete (p.o.): AIDS/HIV-Infektion, Abetalipoproteinämie, Claudicatio intermittens, PMS.

Einnahme: Zu oder nach den Mahlzeiten. Eine Vitamin-E-Therapie sollte hochdosiert begonnen werden (z.B. bei Rheuma), damit sich ausreichende Gewebespiegel aufbauen können.

Nebenwirkungen: Hohe Dosierung: Übelkeit, GIT-Störungen, Senkung des Schilddrüsenhormonspiegels im Serum möglich.

Wechselwirkungen: Eisenpräparate (Vit.-E-Wirkung↓ – Einnahmeabstand: ≥ 2 h). Hohe Dosierung (> 800 mg Vitamin E/d): Anti-Vitamin-K-Effekt (Thrombozytenaggregation↓) möglich. Zur optimalen Wirksamkeit sollte auf eine gute Vitamin C-Versorgung geachtet werden!

Präparateauswahl: Optovit® forte/fortissimum (100/200/500 I. E. D-α-Tocopherol/Kps.), Vitazell® E 600 (600 I.E. D-α-Tocopherol/Kps.), Mowiwit® Vitamin E 600/1000 (600/1000 I.E. D-α-Tocopherol/Kps.), Pexan® 200/400 (200/400 D-α-Tocopherol/LTA), Evina® (200 I.E. D-α-Tocopherol + 500 mg Vit. C/Kps.).

Vitamin K_1 (Phyllochinon)

Funktionen: Bildung von Blutgerinnungsfaktoren (Faktor II, VII, IX, X, Proteine C, S), Knochenstoffwechsel (Osteocalcin-Biosynthese, Regulierung der Mineralisierung), Gefäßintegrität (MGP), Atmungskette.

Empfohlene Zufuhr (laut D-A-CH): Jgl. und Erw. 60 bis 80 µg/d, Schwangere und Stillende 60 µg/d.

Vitamin-K-Status: Plasma (Normalwert): um 1,0 nmol/l; Kontrolle des INR-Wertes bei Antikoagulanzientherapie (therapeut. Bereich: 2,0–4,5).

Mangel/erhöhter Bedarf: Alkoholabusus, Alter, Neugeborene; AM: Antiepileptika, ASS, Cephalosporine, Colestyramin, Paraffin, Salicylate, Sulfonamide, Tuberkulostatika, Vitamin-K-Antagonisten (Phenprocoumon); Ernährung: wenig grünes Gemüse, TPN; Resorptionsstörungen: Steatorrhoe, Erkrankungen der Galle (Cholangitis), der Leber, des Pankreas (Pankreasinsuffizienz), Zöliakie.

Mangelsymptome: Unzureichende Bildung bzw. Carboxylierung der Faktoren II, VII, IX, X, Protein C, S und des Osteocalcins; Hämostasestörungen: Thromboplastinzeit↑, Blutungsneigung↑; Störung des Knochenaufbaus, Osteoporose- und Frakturrisiko↑; Neugeborene (Hirnblutungen); Durchfall, Appetitverlust.

Einnahme: Zu oder nach den Mahlzeiten.

Gegenanzeigen: Therapie mit Vit.-K-Antagonisten (z.B. Marcumar®): Unter Antikoagulanzien-Therapie darf Vitamin K nur nach ärztlicher Rücksprache eingenommen werden!

Anwendungsgebiete	Empfohlene Dosierung	Applikation
Allgemeine Prävention	30–150 µg Vit. K_1 (Phytomenadion)/d	p.o.
Osteoporose	80–200 µg/d	p.o.
Vitamin-K-Prophylaxe für gesunde Neugeborene	2 mg Vitamin K_1 (= 2 Tropfen Konakion) am 1. Lebenstag, am Ende der 1. Lebenswoche und am Ende des 1. Lebensmonats (insges.: 3 × 2 mg)!	p.o.
Vit.-K-Mangelblutungen	Leicht: 1–5 mg Vitamin K_1 (= 1–5 Tr. Konakion)	p.o.
▪ Infolge Überdos. von Cumarin-Derivaten	Mittelschwer: 5–10 mg Vit. K_1 (= 5–10 Tr. Konakion)	p.o.
	Kritisch: 10 mg Vit. K_1 parenteral + Prothrombinkplx.	i.v.
Schwangere, die Antikonvulsiva oder Tuberkulostatika einnehmen	10–20 mg, 48 h bis einige h vor der Entbindung	p.o.

Weitere Anwendungsgebiete: Malabsorption (Mukoviszidose, Hepatiden).

Wechselwirkungen: Vit.-K-Antagonisten, z.B. Phenprocoumon (therapeutische Wirkung↓). ASS, Antiepileptika, Cephalosporine, Salicylate, Tuberkulostatika (Vit.-K-Wirkung↓). Einnahme von Antiepileptika und Tuberkulostatika in der Schwangerschaft (Risiko für Vit.-K-Mangelblutungen beim Neugeborenen↑↑).

Präparateauswahl: Konakion® Lsg. (1 ml = 20 Tropfen = 20 mg Phytomenadion, Vit. K_1), Konakion® Kaudrg. (10 mg Vit. K_1/Drg.), Kanavit® Tropfen, Emulsion (1 ml = 20 mg Vit. K_1).

L-Carnitin

Funktionen: Energie-/Fettstoffwechsel (Mitochondrien, Peroxisomen): Transport und Entgiftung mittel- und langkettiger FS im Rahmen der β-Oxidation (ATP-Produktion); Regulierung der Coenzym A-Verfügbarkeit (Intermediärstoffwechsel); Leberzellschutz; Immunkompetenz; Membranstabilisierung; Neuroprotektion.

Geschätzter Tagesbedarf: 100–300 mg L-Carnitin (nur 10 % des Tagesbedarfs werden endogen gebildet). Bei Krankheit (z. B. Hämodialyse), hoher körperl. Belastung kann Carnitinbedarf auf über 1000 mg/d ansteigen.

Carnitin-Status: Serumspiegel (Referenzbereich, freies Carnitin): 25–50 µmol/l. Das Verhältnis von freien zu Acyl-Carnitin im Serum (normal: < 0,4, postpran.) sowie die Acyl-Carnitin-Clearance sind gute Parameter.

Mangel/erhöhter Bedarf: AM: Anthrazykline, Carbapeneme, Cephalosporine, Cisplatin, Ifosfamid, Isotretinoin, NRTI, Proteasehemmer, Sulfadiazin, Valproinsäure; Ernährung: vegan, Diäten, Fasten, TPN; Erhöhter Bedarf: Frühgeborene, Schwangerschaft, Immunschwäche, Leistungssport; Erkr.: AIDS/HIV, Hämodialyse, Leber-, Niereninsuffizienz, KHK, Kardiomyopathie, Krebs, Sepsis, Traumata; Enzymdefekte der Atmungskette und β-Oxidation (z. B. Acyl-CoA-Dehydrogenase); Organoazidurien (z. B. Methylmalonazidurie); Cofaktormangel: Eisen, Vit. C, Vit. B_6, Lysin, Methionin, Niacin; Prim. Carnitinmangel.

Mangelsymptome: Müdigkeit, Leistungs-/Muskelschwäche, Myalgien, Lipidspeichermyopathien; Herzinisuffizienz, dilatative Kardiomyopathie; Infekanfälligkeit; Fettstoffwechsel: FS-Oxidation↓, Propionazidurie, Lipodystrophie(?); Laktatazidose; Neuropathien, Säuglinge/ Kleinkinder: Wachstumsstörungen; Hepatische Enzephalopathie; Serum: Acyl-Carnitin↑; Kachexie; Anämie; Hypoglykämie; Hyperammonämie, Hyperinsulinämie.

Einnahme: Einnahme vor oder zu den Mahlzeiten. Tagesdosis über den Tag verteilt einnehmen.

Gegenanzeigen: Nicht bekannt.

Nebenwirkungen: Bei hohen oralen Dosen kann es in seltenen Fällen zu Übelkeit, Erbrechen und Diarrhöen kommen (nach Absetzen reversibel).

Dosierungsbereich (Therapie): Sgl., Kdr. und Erw. 25–100 mg/kg KG/d.

Wechselwirkungen: Pivalinsaure-haltıge AM, Valproinsäure (Carnitin: Exkretion↑), Cisplatin, Carbapeneme, Cephalosporine (Carnitin: tubuläre Reabsorption↓).

Präparatauswahl: Eicotin® (200 mg L-Carnitin + Ω-3-FS Kps), Biocarn® Sirup (L-Carnitin, 1 g = 3,3 ml), L-Carn® 1 g,Tlsg. (L-Carnitin, 1 g = 10 ml), L-Carn® 1 g, Injl.(L-Carnitin, 1 g = 5 ml), Nefrocarnit Injl. (1 g L-Carnitin/ Amp.), Nefrocarnit Sirup (L-Carnitin, 1 g = 3,3 ml).

Anwendungsgebiete	Empfohlene Dosierung	Applikation
Allgemeine Prävention	200–500 mg/d L-Carnitin	p.o.
Anthrazyklininduzierte Kardiomyopathie, Prävention	1000–3000 mg (z. B. 3 × 1000 mg/d, p.o., 1-2 g i.v. vor Doxorubicin-Gabe) Dauer: 3 Tage vor bis 3 Tage nach Therapie	p.o., i.v.
Hämodialyse, chronische	1000–2000 mg nach jeder Hämodialyse	i.v.,.p.o.
Herz-Kreislauf-Erkrankungen (z. B. Kardiomyopathie, KHK)	500–4000 mg/d (plus Coenzym Q10)	p.o.
Hyperlipidämie (TG↑, GC↑)	1000–4000 mg/d	p.o.
Immunschwäche (Krebs, AIDS)	500–4000 mg/d	p.o., i.v.
Leistungssport	500–2000 mg/d (Training) 2000–4000 mg/d (Wettkampf)	p.o. p.o.
Muskeldystrophien (z. B. Duchenne)	1000–4000 mg/d (plus Coenzym Q10)	p.o.
Post-Polio-Syndrom (PPS)	1000–3000 mg/d (z. B. 3 × 1000 mg/d)	p.o.
Schwangerschaft/ Risikoschwangerschaften (z. B. Mehrlingsgeburten, Schwangerschaftsdiabetes)	200–1000 mg/d (plus Ω-3-Fettsäuren)/ 2000–4000 mg/d	p.o. p.o., (i.v.)
Übergewicht (Adipositas)	3000–6000 mg/d (**plus** Ausdauersport**!!!**)	p.o.
Valproinsäure-Therapie	500–3000 mg/d	p.o.

Weitere Anwendungsgebiete:
M. Alzheimer, Chemotherapie, CFS, Diabetes, Kachexie, Lebererkr., Muskeldystrophie mit Lipidakkumulation, Neuro-/Myopathien (z. B. Acyl-CoA-Dehydrogenase-Mangel), pAV, Phenylketonurie, Sepsis, TPN.

Coenzym Q10 (Ubichinon)

Funktionen: Mitochondrialer Energiestoffwechsel (ATP-Produktion, Atmungskette); Membranstabilisierung (→ Na/K-ATPase, Ca-abh. Kanäle); Immunsystem; lipophiles Antioxidanz (Vitamin E-Regenerator, LDL-Oxidation↓).

Coenzym Q10-Status: Plasmakonzentration (Normalbereich): 0,4–1,0 µmol/l.

Möglicher Mangel/erhöhter Bedarf: AM: Adriamycin, β-Blocker, CSE-Hemmer, L-Dopa, Phenothiazine, trizykl. Antidepressiva; Erhöhter Bedarf: ab dem 40. Lebensj., ischämische Herzerkrankungen, Leistungssport, Raucher, Stress, Senioren.

Mögliche Folgen: Abfall der kardialen CoQ10-Spiegel (40- bzw. 80-Jähriger: um 30 % bzw. 60 %↓); Risiko für Free Radical Diseases↑ (Alzheimer, KHK, Krebs, Parkinson).

Anwendungsgebiete	Empfohlene Dosierung	Applikation
Allgemeine Prävention	15–30 mg/d CoQ10	p.o.
AIDS/HIV-Infektion	60–200 mg/d	p.o.
Morbus Alzheimer (DAT)	60–300 mg/d	p.o.
Bluthochdruck	60–150 mg/d	p.o.
H/K-Erkr. (Arrythmien, Herzinsuffizienz Kardiomyopathie, KHK)	60–300 mg/d (zusätzlich L-Carnitin)	p.o.
Krebserkrankungen	90–500 mg/d	p.o.
Leistungssport	30–120 mg/d	p.o.
Multiple Sklerose (MS)	60–300 mg/d	p.o.
Morbus Parkinson	90–300 mg/d	p.o.

Weitere Anwendungsgebiete (p.o.): Adjuvans (Therapie mit β-Blockern, CSE-Hemmern, trizykl. Antidepressiva, Phenothiazinen), ALS, Diabetes, Migräne, Muskeldystrophie, Zahnerkrankungen.

Einnahme: Zu den Mahlzeiten.

Wechselwirkungen: Aufgrund der strukturellen Ähnlichkeit mit Vitamin K_2 ist bei gleichzeitiger Einnahme eine verminderte Wirkung von Warfarin möglich (Kontrolle der INR-Werte).

Präparateauswahl: Vivivit Q10, Ubitec, Q-bion Q10 plus, QUMIN® Q10 plus, Cuvital.

α-Liponsäure (Thioctsäure)

Funktionen: Glykolyse (Pyruvat-Dehydrogenase), Citratzyklus (α-Ketoglutarat-Dehydrogenase); Glucoseutilisation↑, Glykogensynthese↑, Pyruvatspiegel↓; Mitochondrialer Energiestoffwechsel; Lipophiles/hydrophiles Antioxidanz (Lipidperoxidation↓, Komplexierung prooxidativer Me-Ionen, Regeneration von Vit. C, E, CoQ10 und GSH); Leberzellschutz; Abbau von Glycin, Valin, Leucin, Isoleucin; Interaktion mit Transkriptionsfaktoren (NFκB-Aktivierung↓).

Möglicher erhöhter Bedarf: KH-Stoffwechselstörungen (z. B. Diabetes mellitus), Radikal-assoziierte Erkrankungen (AIDS/HIV, Morbus Alzheimer, Diabetes, Krebs).

Mögliche Folgen: Diabetische Stoffwechsellage: Neuropathien, autonome u. periphere Polyneuropathien; oxidativer Stress↑.

Anwendungsgebiete	Empfohlene Dosierung	Applikation
Allgemeine Prävention	60–200 mg/d	p.o.
AIDS/HIV-Infektion	150–450 mg/d	p.o.
Morbus Alzheimer (DAT)	600 mg/d	p.o.
Diabetes mellitus		
▪ Neuro-/Polyneuropathien	Prophylaxe: 200–600 mg/d Frühe Therapie: 600 mg/d, i.v. (Kurzinfusion) über 7–14 Tage, dann 600–1200 mg/d, p.o.	p.o. i.v.
▪ Nephropathie, beginnende	600 mg/d	p.o.

Weitere Anwendungsgebiete: Katarakt, Krebs, Lebererkrankungen (Knollenblätterpilzvergiftungen, Leberzirrhose, etc.), Schwermetallvergiftung, Amalgamsanierung.

Einnahme: ≥ 30 Minuten vor den Mahlzeiten. (Die Einnahme zu den Mahlzeiten beeinträchtigt in hohem Maße die Bioverfügbarkeit!)

Gegenanzeigen: Schwangerschaft, Laktation, Kinder und Jugendliche.

Nebenwirkungen: In seltenen Fällen allergische Hautreaktionen, Hypoglykämie aufgrund verbesserter Glucoseverwertung.

Wechselwirkungen: Alkohol (Liponsäure↓) Cisplatin↓ (Wirkungsverlust), Antidiabetika↑ (Blutzuckersenkende Wirkung↑). Komplexierung von Zink, Kupfer, Magnesium und Eisen (Einnahmeabstand!). Substitution bei Alkoholikern zusammen mit Vitamin B_1.

Präparateauswahl: Thiogamma® 200/300, 600; 300/600 Injekt/Turbo Injekt (200/300, 600 mg α-Liponsäure/ Kps., Filmtabl.; 300/600/600 mg α-Liponsäure 10/20/50 ml), Verla-Lipon® 200/600 (200/600 mg α-Liponsäure/Filmtabl.), Thioctacid® 200HR/300HR/600HR (200/300/600 mg α-Liponsäure/Filmtabl.).

2 Mineralstoffe und Spurenelemente

Mineralstoffe sind essentielle anorganische Bestandteile des Organismus. Je nach Konzentration werden Mengenelemente – die Mineralstoffe (z.B. Ca, Mg) im engeren Sinne – und die Spurenelemente (z.B. Zn, Se, Fe) unterschieden.

Mineralstoffe regulieren den Wasser- und Elektrolythaushalt, den Gefäßtonus, die Nervenfunktion und die Muskelkontraktion. Sie sind Cofaktoren von Enzymen, am Aufbau der Knochen und der Zähne sowie an der Blutgerinnung beteiligt.

Spurenelemente sind in Form von Cofaktoren bei katalytischen Stoffwechselprozessen als Enzymaktivatoren (z.B. Phosphatasen, Kinasen), als Metalloenzyme (z.B. SOD, GSH-Px) oder als nicht-enzymatische Metalloproteine (z.B. Metallothionein) beteiligt. Metalloenzyme bilden eine wichtige Komponente des endogenen antioxidativen Schutzsystems.

Ursachen für einen Mangel und/oder einen erhöhten Bedarf an Mineralien sind zahlreich.

Mögliche Ursachen für einen Mangel/erhöhten Bedarf an Mineralstoffen und Spurenelementen

- Chronischer Alkoholabusus
- AM z.B. Antazida, Antihypertonika, Chelatbildner, Diuretika, Glucocorticoide, Laxantien, Lipidsenker
- Erhöhter Bedarf: Alter, Schwangerschaft, Stillzeit, Wachstum, physische und psychische Aktivität, hohe Energiezufuhr, Rekonvaleszenz, starkes Schwitzen

- Erkr. z. B. Diabetes mellitus, Erkr. der Schild- und Nebenschilddrüse, Leber- und Nierenerkr., Psoriasis, Neurodermitis
- Ernährung: rein vegetarisch, Fast Food, Malnutrition, phytat-, phosphatreiche Kost, parenterale Ernährung, Reduktionsdiäten
- Industrielle Lebensmittelverarbeitung, Düngungsmethoden
- Leistungssport
- Malabsorption: Alter, Colitis ulcerosa, chronisch-atrophische Gastritis, Darmresektion, Diarrhoe, Ileumresektion, Kurzdarmsyndrom, Morbus Crohn, Morbus Whipple, Mukoviszidose, Pankreatitis, Sprue, Pankreasinsuffizienz, Pyrrolurie, Xanthinurie, Zöliakie
- Erhöhter Nährstoffverlust (z. B. Hämodialyse, Operationen, Verbrennungen, Nephrose)
- Rauchen
- Schwermetallbelastung
- Unkontrollierte Selbstmedikation (z. B. Antazida, Laxantien)

2.1 Mineralstoffe

Calcium (Ca)

Funktionen: Mineralisierung der Knochen und Zähne; Cofaktor enzymatischer Reaktionen (Kinasen); Integrität und Stabilisierung der Zellmembranen; Kontraktiliät des Myokards; Blutgerinnung; Hormon-/Drüsensekretion, Freisetzung von Neurotransmittern, Signal- bzw. Reizübertragung im Nervensystem, elektromechanische Kopplung (Skelettmuskelzelle, Myokardfasern).

Empfohlene Zufuhr (laut D-A-CH): Jgl. und Erw. 1000 bis 1200 mg, Schwangere und Stillende (< 19 Jahre 1200 mg) 1000 mg.

Calcium-Status: Serum-Konzentration (Referenzwert): 2,2–2,65 mmol/l (= 8,8–10,6 mg/dl).

Mangel/erhöhter Bedarf: Alter: Achylie, Vit.-D-Mangel, PTH-Spiegel↑; AM: Antazida, Antiepileptika, Colestyramin, Furosemid, Glucocorticoide, Laxanzien, Schilddrüsenhormone; erhöhter Bedarf: Menopause, Stillzeit, Schwangerschaft, Wachstum; Ernährung: hoher Phosphat-, Oxalat-, Phytat-, Kaffee-, NaCl-Konsum, Galaktosämie, Kuhmilchallergie, Lactoseintoleranz; A. nervosa, Hypoparathyreoidismus, Niereninsuff.; Malabsorption; Ca-Exkretion↑: Hyperthyreose, Cushing Syndr., maligne Tumoren, renal tubuläre Azidose, Östrogen-/Androgenmangel; Mg-Mangel; Schwerelosigkeit.

Mangelsymptome: Osteomalazie (Rachitis, Osteoporose); sek. Hyperparathyreoidismus (PTH↑), renale Osteopathie; Wachstumsstörungen, neuromuskuläre Übererregbarkeit, Muskelkrämpfe, Parästhesien, Spasmophilie,

Anwendungsgebiete	Empfohlene Dosierung	Applikation
Allgemeine Prävention	500–1200 mg Calcium/d	p.o.
Allergien (z.B. Sonnenallergie)	500–1500 mg/d	p.o., i.v.
Bluthochdruck	1000–1500 mg/d	p.o.
Osteoporose	1000–1500 mg/d (z.B. als Citrat), zusätzlich Vitamin D, K, Mg, Cu, Mn, Zn	p.o.
Schwangerschaft/Stillzeit	1000–2000 mg/d	p.o.
Wachstum, Kindheit	500–1000 mg/d	p.o.

Weitere Anwendungsgebiete: CED, Dickdarmkrebs, Hypoparathyreoidismus, Hyperphosphatämie, Rachitis, Rheuma, Tetanie, Muskelkrämpfe, Sprue, Therapie mit Glucocorticoiden und Antiepileptika, Mukoviszidose.

Tetanie; Alkalische Phosphatase↑, Pyrdinium crosslinks-/Hydroxyprolin-Exkretion↑, gestörte Blutgerinnung.

Einnahme: Über den Tag verteilt, zwischen den Mahlzeiten. Wichtig: Eine Dosis abends (o. Ca-reiche Spätmahlzeit, z.B. Joghurt). Organ. Ca-Salze (Citrate, Gluconate) haben höhere Bioverfügbarkeit als anorgan. Ca-Salze (z.B Carbonate).

Gegenanzeigen: (oral): Hypercalcämie (z.B. prim. Hyperparathyreoidismus, Vit.-D-Überdosierung), Knochenmetastasen, schwere Hypercalcurie, Niereninsuffizienz, Sarkoidose, Nierenkalksteine, (Dialysepatienten: Ca-haltige Phosphatbinder!).

Anwendungsbeschränkung: Niereninsuffizienz, absorptive oder renale Hypercalcurie, Hypophosphatämie (nur unter laufender Kontrolle der Ca- und Phosphatspiegel!).

Nebenwirkungen: (oral): Selten leichte GIT-Störungen (z.B. Diarrhoe, Obstipation, Völlegefühl).

Wechselwirkungen: a) oral: Thiazide (Ca-Exkretion↓), Vitamin D (Ca-Resorpt.↑), Eisen, Cephalosporine, Ketoconazol, Gyrasehemmer, Na-fluorid, Estramustin, Biphosphonate, Tetracycline (Resorpt./Wirksamkeit↓, Einnahmeabstand: ca. 3 h), Al- und Wismutsalze (Resorpt./Toxizität↑ durch Citrat) b) oral/parenteral: Herzglykoside (Arrythmierisiko↑), Ca-Antagonisten (Wirkung↓).

Präparateauswahl: Calcium Sandoz® forte/fortissimum/Sun (500/1000 mg Calcium/Brausetabl.), Biolectra Calcium 500/1000 (500/1000 mg Calcium/Brausetabl.), Calcium Verla®-500/-1000 (500/1000 mg Calcium/Brausetabl.), Frubiase® Calcium T, Trinkamp.(500 mg Ca-gluconat/350 mg -lactat/10 ml); Calcium-D-Sandoz® (600 mg Calcium + 10 µg Vit. D/Brausetabl.), Frubiase® Calcium plus (1000 mg Calcium +5 µg Vit. D_3), Calcitretard®, Injl., Calcium-EAP®, Injl.

Kalium (K)

Funktionen: Erregung von Nerven- und Muskelzellen, Aufrecherhaltung des zellulären Membranruhepotenzials, Intrazelluläre Elektroneutralität und Osmolarität (Zellvolumen); Herz (Reizbildung, -leitung und Kontraktion, kardialer Energiestoffwechsel); Säure-Basen-Haushalt; Aktivierung von Enzymsystemen (Pyruvatkinase/Glycolyse); zellulärer Glucosetransport; KH-, Lipid-, Protein- und Hormonstoffwechsel.

Empfohlene Zufuhr (laut D-A-CH): Jgl. und Erw. 2000 mg/d (2 g = 50 mmol).

Kalium-Status: Serumkonzentration (Referenzbereich, Erwachsene): 3,6–4,8 mmol/l (Hypokaliämie < 3,5 mmol/l). (Zur Differentialdiagnostik sollte auch Blut-pH und renale Chloridexkretion herangezogen werden).

Mangel/erhöhter Bedarf: Alkoholabusus; AM: Diuretika, Laxantien, Glucocorticoide, Cisplatin, Penicilline, Aminoglykoside; Erhöhter Bedarf: Leistungssport, starkes Schwitzen; Ernährung: K^+-arm, Fastenkuren, A. nervosa, hoher Lakritzkonsum; Ketoazidose (diabet. oder alkohol.); Mg-Mangel; Renale K-Verluste: NaCl-Zufuhr↑, Hyperaldosteronismus, -cortisolismus, Cushing-Syndrom, Nierenerkr.; Malabsorption: Durchfall, Erbrechen, Magen-Darm-Erkr.; Verbrennungen; Verteilungsstörungen (metabolische Azidosen und Alkalosen).

Mangelsymptome: Antriebs-, Muskelschwäche, Parästhesien, Müdigkeit, Reizbarkeit; Herzrhythmusstörungen (ventrikuläre Arrhythmien, Extrasystolen), Hypertonie, Glykosidintoleranz↑; Störungen im Säure-Basen-Haushalt; Obstipation, paralytischer Ileus; Glucosetoleranz↓.

Anwendungsgebiete	Empfohlene Dosierung	Applikation
Allgemeine Prävention	0,1–0,5 g Kalium/d (in Kombipräparaten)	p.o.
Bluthochdruck	2–5 g/d (50–128 mmol)	p.o.
Herzrhythmusstörungen	1,5–5 g/d (38,5–128 mmol)	p.o.
Hypokaliämie (< 3,2 mmol/l) mit metabol. Azidose (renal tubuläre Azidosen, alkohol. und diabet. Ketoazidose)	2–4 g/d (50–100 mmol) als Citrat	p.o.
Leistungssport (v. a. Ausdauersportarten wie Triathlon)	Belastungsphase: 150–300 mg/l Sportgetränk Regenerationsphase: 500–1000 mg/d	p.o.
Nierensteinprophylaxe (Ca-, Harnsäuresteine)	1,5–3 g/d (38,5–77 mmol) als Citrat	p.o.
Weitere Anwendungsgebiete: Hypokaliämie unter Digitalistherapie, Hypokaliämie und metabol. Alkalose, Diabetes mellitus, starker Durchfall und Erbrechen, Langzeitmedikation mit Diuretika (z. B. Thiazide).		

Hinweis: Substitution 40–100 mmol Kalium/d, nicht mehr als 150 mmol Kalium/d!
Kaliumcitrat (-acetat, -bicarbonat, oder -gluconat): Azidosen, Nierensteine.
Kaliumchlorid (Chloridmangel z.B. durch Diuretika): Alkalosen.

Kalium ist kein Fall für die Selbstmedikation!!

Einnahme: Tagesdosis über den Tag verteilt. Lösung (Brausetabl.) schluckweise über 10–15 Minuten trinken. Einnahme zu einer Mahlzeit mit ausreichend Flüssigkeit verbessert Magenverträglichkeit. Magnesium verbessert zelluläre Verwertung.

Gegenanzeigen: Dehydratation, eingeschränkte exkretorischer Nierenfunktion, M. Addison, Adynamia episodica hereditaria; Sichelzellenanämie (Anwendungsbeschränkung).

Nebenwirkungen: Übelkeit, Erbrechen, Sodbrennen, Blähungen, Durchfälle, in Einzelfällen allergische Reaktionen (Hautjucken, Gesichtsschwellung). Schleimhautreizungen und GIT-Blutungen (bei Retardzubereitungen).

Wechselwirkungen: Herzglykoside (Wirkung↓), AT_1-Blocker, K^+-sparende Diuretika, ACE-Hemmer, Cisplatin, NSAR, Aminoglykoside, peripher wirkende Analgetika (renale K^+-Exkretion↓-CAVE: Hyperkaliämie!), Anticholinergika (Darmmotiliät↓, GIT-NW: Risiko↑).

Präparateauswahl: Kalinor®-Brausetabl. (1 560 mg = 40 mmol Kalium/Brausetabl. als Citrat/-hydrogencarbonat), Kalium Verla®-GRA (780 mg = 20 mmol Kalium/Btl., als Citrat), Kalitrans®-Brausetabl. (975 mg = 25 mmol Kalium/Brausetabl., als Hydrogencarbonat), Rekawan®-Granulat (522,6 mg = 13,4 mmol Kalium/Br., als Chlorid), Kalinor®-retard P (315 mg = 8 mmol Kalium/Retardkps., als Chlorid).

Magnesium (Mg)

Funktionen: Aktivierung von mehr als 300 Enzymen (alle ATP-abhängigen), physiolog. Ca-Antagonist; Herz: Ökonomisierung der Pumpfunktion, Vasodilatation koronarer und peripherer Gefäße, Stressabschirmung, Thrombozytenaggr.↓; Aufbau der Knochenmatrix; neuromuskuläre Reizübertragung (präsynaptische Hemmung der ACh-Freisetzung), Aufrechterhaltung und Stabilisierung der Membranphysiologie, Muskelkontraktion; KH-, Protein-, Lipid- und Hormonstoffwechsel; Nukleinsäuresynthese.

Empfohlene Zufuhr (laut D-A-CH): Jgl. und Erw. 300–400 mg/d, Schwangere 310–350 mg/d, Stillende 390 mg/d. (300 mg Mg^{2+} = 12 mmol)

Magnesium-Status: Normwerte im Plasma/Serum: 0,8–1,1 mmol/l; Erythrozyten: 2,25–3,0 mmol/l. Mg-Mangel (Serum/Plasma): < 0,8 mmol/l.

Mangel/erhöhter Bedarf: Alkoholabusus; AM: Aminoglykoside, Amphotericin B, Cisplatin, Ciclosporin A, MTX, Foscarnet, Furosemid, Thiazide, Digoxin, orale Kontrazeptiva, Glucocorticoide, Laxantien; erhöhter Bedarf: Stress, Schwangerschaft, Stillzeit, Leistungssport; erhöhte Verluste: Diabetes, Erbrechen, Diarrhöen, diabet. Ketoazidose, Nierenerkrankungen; Hyperaldosteronismus, -parathyreoidismus, -thyreose; Aluminiumbelastung, Malabsorption (siehe S. 77).

Mangelsymptome: Nervösität, Migräne, Dysmenorrhö, Schlafstör., Stresstoleranz↓; Herzglykosidintoleranz↑, Arrythmien, myokardiale Pumpfunktion↓; Hypokali-, calcämie; Dyslipoproteinämie (TG, GC↑); Glucosetoleranz↓, Risiko für metabol. Syndrom↑; Störungen des

Knochen-/Vit.-D-Stoffwechsel; Gesichtsmuskel-, Wadenkrämpfe, Tremor, Parästhesien; Risiko für Schwangerschaftskomplikationen↑ (z.B. vorzeitige Wehen, Eklampsie); Calciumoxalatsteinrezidive.

Anwendungsgebiete	Empfohlene Dosierung	Applikation
Allgemeine Prävention	250–500 mg/d	p.o.
Asthmaanfälle, leichte	10–15 mmol Mg/20–30 min	i.v.
Calciumoxalat-Steine (Niere)	300–600 mg/d (als Citrat)	p.o.
Diabetes mellitus	300–800 mg/d (z.B. Orotat, Aspartat)	p.o.
Herz-Kreislauf-Erkrankungen		
▪ Hypertonie, KHK, etc.	300–800 mg/d (z.B. Orotat, Aspartat)	p.o.
▪ Akuter Myokardinfarkt	Bolus: 8 mmol $MgSO_4$ über 5 min dann: 65 mmol über 24 h (LIMIT-2-Studie)	i.v.
▪ Torsades de pointes, Tachykardien	Bolus: 8–24 mmol Mg, dann: 2–8 mmol/h (abhängig vom Mg-Spiegel!)	i.v.
Hyperkinetisches Syndrom	300–900 mg/d (z.B. Orotat, Citrat)	p.o.
Leistungssport	300–1000 mg/d (z.B. Orotat)	p.o.
Migräne, migräneartige Kopfschmerzen (Prävention!)	400–900 mg/d, als Citrat (z.B. 4 × 150 mg/d)	p.o.
Muskel-, Wadenkrämpfe	300–400 mg/d in Kombi mit Kalium	p.o.
Osteoporose	400–600 mg/d	p.o.
PMS	300–600 mg/d (z.B. Citrat)	p.o.
Schlafstörungen	400–600 mg/d (abends)	p.o.
Schwangerschaft/Stillzeit	400–600 mg/d	p.o.
▪ Geburtshilfe (z.B. Frühgeburtsneigungen)	2–8 mmol Mg/h	i.v.
▪ Prä-/Eklampsie	4 g $MgSO_4$/15 min dann: 1–2 g $MgSO_4$/h über Infusionspumpe	i.v.

Weitere Anwendungsgebiete (p.o.): Asthma, Digitalisintoleranz, Dyslipoproteinämie, Dysmenorrhö, Hypokaliämie, Langzeitmedikation mit Diuretika.

Einnahme: Über den Tag verteilt, zwischen den Mahlzeiten. Organ. Mg-Salze (Aspartat, Orotat) haben eine höhere Bioverfügbarkeit als anorgan. Verbindungen.

Gegenanzeigen: oral: Schwere Niereninsuffizienz, Ca-Mg-Ammonium-Phosphat-Steine; parenteral: AV-Block, Myasthenia gravis, Niereninsuffizienz.

Anwendungsbeschränkung: Niereninsuffizienz, Hypophosphatämie (Magnesiumcarbonat).

Nebenwirkungen: oral: Diarrhoe, weiche Stühle, Müdigkeit; parenteral: Wärmegefühl, Flush, Verlangsamung der Herz- und Atemtätigkeit (langsam i.v. applizieren!).

Wechselwirkungen: oral: 1–2 h Einnahmeabstand zu Eisen, Natriumfluorid, Tetracyclinen, Allopurinol, Atenolol, Chlorpromazin, Ciprofloxacin, Digoxin, Isoniazid, Ketoconazol, Penicillamin (Resorptionsstörungen); parenteral: Ca-Antagonisten (verstärkte Wirksamkeit), Barbiturate, Hypnotika, Narkotika (Risiko der Atemdepression↑).

Präparateauswahl: magnerot® CLASSIC (32,8 mg Mg/Tbl., Mg-orotat), Magnesium-Diasporal® 100/300 (98,6/295,7 mg Mg/LTA/Btl., Mg-citrat), MAGNESOROT® 240 (240 mg/Mg/Btl., Mg-orotat), Magnesium Verla® (121,5 mg Mg/Brausetabl., Mg-L-hydrogenaspartat), Magnesium-Sandoz® (121,5 mg Mg/Brausetabl., Mg-L-hydrogenaspartat), frubiase® Magnesium (300 Mg/Brausetabl.), Cormagnesin® 200/400 Inj. (201,9 mg = 8,3 mmol/403,8 mg =16,6 mmol Mg/10 ml, $MgSO_4$).

Natrium (Na)

Funktionen: Aufrechterhaltung des osmotischen Drucks im extrazellulären Raum (zus. mit Chlorid), Membranpotential der Zellwände, Erregungsleitung in Nerven- und Muskelzellen (Na^+/K^+-ATPase), Enzymaktivitäten (u.a. Amylase), Säure-Basen-Haushalt, Resorption von Glucose, Aminosäuren und wasserlöslichen Vitaminen, Verdauung.

Empfohlene Zufuhr (laut D-A-CH): Zufuhr von 6 g NaCl pro Tag ist ausreichend (maximal 0,1 g/kg KG NaCl pro Tag).

Natrium-Status: Serum/Plasma (Referenzbereich): 136–145 mmol/l, (Hyponatriämie < 135 mmol/l).

Mangel/erhöhter Bedarf: AM: Diuretika; Ernährung: Ungenügende Zufuhr; Verluste: Diarrhö, starkes Erbrechen/Schwitzen, Blutverluste, Brandverletzungen, Leistungssport (Natriumverlust: bis zu 1 g/l Schweiß); Erkr.: Mukoviszidose, Diabetes insipidus, nässende Hauterkr., NNR-Insuffizienz (M. Addison), ketoazidotisches Koma, schwere Muskeltraumen; renale Verluste: Diuretikaabusus, Mineralocorticoidmangel, osmotische Diurese.

Mangelsymptome: Apathie, Durst, Übelkeit, Schwindel, Kollapsneigung, Verwirrtheit; Muskelschwäche, -krämpfe und -schmerzen (Hochleistungssport: Marathon, Radrennen!); Dehydratation, hypoton/isoton (Apathie, Blutdruckabfall, Bewusstseinstrübungen, Koma, Tachykardie); Azidose (z.B. osmot. Diurese bei ketoazidotischem Koma); Alkalose (z.B. starkes Erbrechen, Diuretika).

Anwendungsgebiete	Empfohlene Dosierung	Applikation
Elektrolyt- und Flüssigkeitszufuhr bei Durchfallerkrankungen	WHO-Lösung: 20 g Glucose, 3,5 g NaCl, 3 g Na-Citrat und 1,5 g KCl in 1 Liter Wasser.	
	Sgl., Kleinkdr.: 120–150 ml/kg KG über 24 h	p.o.
	Schulkdr., Erw. 20–40 ml/kg KG über 24 h	p.o.
Leistungssport (z. B. Triathlon)	1–1,5 g NaCl pro Liter natriumarmes Mineralwasser/Sportgeränk	p.o.
Mukoviszidose	Auf ausreichende Kochsalzzufuhr achten! (z. B. Speisen nachsalzen)	p.o.

Einnahme: Kombinierte Gabe von Na-Ionen mit Glucose steigert Na-Resorption.

Hinweis: Bei schweren Wasser- und Elektrolytverlusten ist parenterale Applikation indiziert.

Gegenanzeigen: Akute und chron. Niereninsuffizienz, Herzinsuffizienz, Bluthochdruck.

Wechselwirkungen: Bei erhöhter NaCl-Aufnahme steigt renale Ca-Exkretion. Hohe Na-Zufuhr, steigert die Exkretion und reduziert die Wirksamkeit von Lithium.

Präparateauswahl: Elotrans® Pulver, Btl., D-Iso-ratiopharm®, Btl (4/0,7/0,6/0,3 g Glucose/NaCl/Na-citrat/KCL pro 200 ml), Oralpädon® 240 Btl. (3,56/0,47/0,53/0,3 g Glucose/NaCl/Na-citrat/KCL pro 100 ml).

Phosphor (P)

Funktionen: Generierung, Speicherung und Freisetzung zellulärer Stoffwechselenergie (ATP); Bestandteil von Nukleoproteinen, Nukleinsäuren, Phospholipidmembranen; interzelluläre Signaltransduktion (z.B. cAMP), Knochenmineralisation (Apatit), Säure-Basen-Haushalt (Phosphat-Puffer); Regulier. der Sauerstoffdissoziation von Oxyhämoglobin; Phosphorylierung von Enzymen.

Empfohlene Zufuhr (laut D-A-CH): Jgl. (15–19 Jahre) 1250 mg/d, Erw. 700 mg/d, Schwangere 800 mg/d, Stillende 900 mg/d.

Phosphat-Status: Serumkonzentration (Referenzbereich): 0,84–1,45 mmol/l.

Mangel/erhöhter Bedarf: Alkoholismus; AM: Al-hydroxid-haltige Antazida; erhöhter Bedarf: Bodybuilder, Leistungssportler; Hyperparathyreoidismus, renal tubuläre Azidose, Malabsorptionssyndrom, TPN mit unzureichender Phosphatzufuhr, X-chromosomale familiäre Hypophosphatämie (Rachitis, Zwergwuchs).

Mangelsymptome: Hypophosphatämie, Erythrozyten/Gewebe: ATP-Gehalt↓, hämolytische Anämie; periphere Neuropathie, Muskelschwäche; Osteomalazie; Störungen des ZNS; metabol. Azidose.

Gegenanzeigen: Gefahr der Phosphatintoxikation bei eingeschränkter Nierenfunktion.

Nebenwirkungen: Phosphatreiche Ernährung stört die Resorption essentieller Mineralstoffe und Spurenelemente (bei Hyperaktivität sollte auf eine phosphatarme Ernährung und ausreichende Versorgung mit Magnesium geachtet werden).

2.2 Spurenelemente

Bor (B)

Mögliche Funktionen: Die Essentialität von Bor ist bisher nicht bewiesen. Wissenschaftliche Untersuchungen geben Hinweise auf eine physiologische Funktion bei der Biosynthese von Steroidhormonen (Estrogen, Testosteron, Vitamin D-Hormon) sowie im mitochondrialen Energiestoffwechsel.

Mögliche Anwendungsgebiete: Bor wird aufgrund seines günstigen Einfluss auf den Estrogen-, Vitamin D-, Calcium und Magnesiumstoffwechsel bei Osteoporose und (Osteo)Arthritis eingesetzt.

Anwendungsgebiete	Empfohlene Dosierung	Applikation
Arthritis (Osteoarthritis)	6–9 mg/d	p.o.
Osteoporose	3 mg/d (zus. mit anderen knochenwirksamen Mikronährstoffen)	p.o.

Nebenwirkungen/Wechselwirkungen: Im Dosierungsbereich von 3–9 mg Bor/d (p.o.) sind keine Neben- und/oder Wechselwirkungen bekannt.

Chrom (III) (Cr)

Funktionen: Regulierung der Glucosehomöostase (Bestandteil des Glucosetoleranzfaktors, GTF); Lipid- und Proteinstoffwechsel.

Geschätzte empfohlene Zufuhr (laut D-A-CH): Jgl. und Erw. 30–100 µg Chrom/d.

Chrom-Status (Normalwerte): a) Serum: 11 ± 4 nmol/l b) Vollblut: 74 ± 23 nmol/l. (Die für Chrom angegebenen Normalwerte unterscheiden sich erheblich).

Möglicher Mangel/erhöhter Bedarf: Erhöhter Bedarf: Alter, hoher Konsum einfacher, raffinierter KH, fettreiche Ernährung, Langfristige parenterale Ernährung, Diabetes mellitus, Leistungssport (Verlust über den Schweiß), Infektionen, Trauma.

Mangelsymptome: Pathologische Glucosetoleranz (schlechte Einstellbarkeit eines Typ-I-Diabetes, reversible Insulinresistenz, insulinresistente Hyperglykämie, Hypoglykämie), Dyslipoproteinämie (GC, TG↑, HDL-C↓), periphere Neuropathien, Gewichtsverlust, Ataxie.

Anwendungsgebiete	Empfohlene Dosierung	Applikation
Allgemeine Prävention	50–200 µg/d	p.o.
Diabetes mellitus	200–500 µg/d	p.o.
Gewichtsreduktion (in Verbindung mit Diät und körperlicher Aktivität)	400–600 µg/d (als Polynicotinat) z. B. 3 × 200 µg/d (≥ 3 Monate!)	p.o.
Hypoglykämie, reaktive bzw. nutritive	200–500 µg/d	p.o.
Leistungssport	100–200 µg/d	p.o.

Weitere Anwendungsgebiete: Dyslipoproteinämie, parenterale Ernährung.

Einnahme: Gesamttagesdosis über den Tag verteilt, zwischen den Mahlzeiten.

Nebenwirkungen: In Dosierungen von 200 bis 500 µg Chrom/d sind keine Nebenwirkungen bekannt.

Wechselwirkungen: Hoher Verzehr einfacher Kohlenhydrate steigert Chromexkretion. Eisen, Zink, Vanadium, Phytate, $CaCO_3$ und Antazida (Chrom-Resorption↓). Niacin, Vitamin C (Chrom-Resorption↑). Chrom kann blutzuckersenkende Wirkung von Insulin verstärken.

Präparateauswahl: Diabetiker Vitamine (200 µg Chrom/Tbl. + Zn, Vitamin C, B-Vit.), Diazink.

Cobalt (Co)

Funktionen: Bestandteil des Vitamin B_{12} (Cobalamin = Cobalt-Kplx), Beteiligung über B_{12} an der Erythropoese, Cofaktor von Enzymsystemen (Cytochromoxidase, SOD, Urikase), Fettsäure-(β-Hydroxybutyrat-Dehydrogenase) und Aminosäurestoffwechsel (Glycyl-Glycin-Dipeptidase).

Bei gesunden Versuchspersonen führt die orale Gabe von Cobalt (z.B. Cobaltchlorid) zu einer Steigerung der Erythrozytenproduktion (renale Erythropoetin-Biosynthese↑)

Mangel/erhöhter Bedarf: Nur als Bestandteil des Vitamin B_{12} essentiell (siehe Vitamin B_{12}).

Eisen (Fe)

Funktionen: Erythropoese; O_2-Transport (Hämoglobin, Hb) und -Speicherung (Myoglobin), Xenobiotikametabolismus (Cyt-P450), zelluläre Energiegewinnung (Atmungskette, Cyt-C), DNA-Synthese (Ribonucleotid-Reduktase), Cofaktor antioxidativer Enzyme (CAT, Peroxidase).

Empfohlene Zufuhr (laut D-A-CH): Männer 10 mg/d, Frauen 15 mg/d, Schwangere 30 mg/d und Stillende 20 mg/d.

Eisen-Status: Eisenmangel(anämie): a) prälatent: Ferritin 12–20 µg/l, Hb > 12/15 g/dl (w/m), Transferrin: 360–380 mg/dl; b) latent: Ferritin < 12 µg/l; Hb > 12/15 g/dl (w/m), Transferrin: > 380 mg/dl; c) manifest: Ferritin < 12 µg/l; Hb: w < 12 g/dl, m < 15 g/dl; Transferrin: > 380 mg/dl.

Mangel/erhöhter Bedarf: AM: Antazida, NSAR, Colestyramin, Tetracycline, Clofibrate, EPO (z.B. Tumoranämie), Zink; erhöhter Bedarf: häufiges Blutspenden, Wachstum, Stillzeit, Schwangerschaft; Ernährung: vegetar., hoher Kaffee-/Teekonsum, Limonaden, PEM, Bulimie; Kupfermangel; Leistungssport (Mikrohämorrhagien im GIT, Hämolyse unter Ferse); Menorrhagie, GIT-Blutungen (Magengeschwüre, NSAR, Hakenwurmbefall), Malabsorption (siehe S. 77); Umverteilungsstörungen (chron. Entzündungen, Tumoren mit hohem Eisenbedarf); Phenylketonurie.

Mangelsymptome: Müdigkeit, Leistungsfähigkeit↓, Konzentrations-/Lernschwäche, Kälteempfindlichkeit; Haarausfall, Blässe der Haut; brüchige, löfflige Nägel; Herz-Kreislauf-System: Belastungsdyspnoe, Herzklopfen, Schwindel; Infektanfälligkeit, Malariaanfälligkeit↑; Mundwinkelrhagaden, Glossitis, Atrophie der Mund-/Nasenschleimhaut; Plummer-Vinson-Syndrom (Trias: Mundwinkelrhagaden, Glossitis, Dysphagie); Wachstumsstörungen (z.B. Gehirn), Intelligenzentwicklung↓, hypochrome mikrozytäre Anämie (MCV↓, Hb↓).

Anwendungsgebiete	Empfohlene Dosierung	Applikation
Eisenmangel im Kindesalter, Pubertät, Schwangerschaft/Stillzeit; EPO-Therapie, Leistungssport; (Restless-legs-Syndrom); Phenylketonurie.	Kdr. < 12 J.: 50 mg Eisen(II)/d Erw. und Jgl.: 50–200 mg Eisen(II)/d (bei schwerem Mangel: 200–300 mg Fe(II)/d) z. B. als Fe(II)-gluconat, -lactat, -glycinat oder -sulfat.; i. d. R. mehrmonatige Therapiedauer bis zur Repletion der Eisendepots (Kontrolle!)	p.o.

Eisen ist kein Fall für die Selbstmedikation (Supplementierung nur nach hämatologisch und differentialdiagnostisch nachgewiesenem Eisenmangel durch den Arzt!).

Einnahme: Möglichst nüchtern, nur bei GIT-Beschwerden nach dem Essen einnehmen (1/2–1 h vor (nach) der Mahlzeit); bevorzugte Einnahme am Morgen (z.B. mit O-Saft). Alkohol, vegetar. Kost, schwarzer Tee, Kaffee, Milch (Eisen-Resorption↓).

Faustregel: [(Hb-Sollwert) – (Hb-Istwert) g/dl] × 250 = Eisen-Gesamtdosis in mg.
Bei ausreichender Substitution steigt Hb-Wert um 2 g/dl alle 2–3 Wochen.

Gegenanzeigen: Eisenverwertungsstör. (sideroachrestische Anämie, Bleianämie, Thalassämien, schwere Leber-/Nierenerkr., Infektanämien), Eisenkumulation (Hämochromatosen, hämolyt. Anämien).

Nebenwirkungen: a) oral: Übelkeit, Erbrechen, Durchfall, Obstipation, Dunkelfärbung des Stuhls (harmlos). b) parenteral: schwere anaphylaktoide Reaktionen, Urtikaria, Myalgie. Prooxidanz (Promoter kardiovaskulärer und maligner Erkrankungen!).

Wechselwirkungen: Ca↓, Mg↓, Zn↓, Tetracycline↓, Gyrasehemmer↓ (Eisen↓), Antazida (v. a. Al-haltige), Colestyramin, Kaffee, Tee, Milch (Fe-Resorpt.↓), Goldverbindungen, L-DOPA, Carbidopa, Methyldopa, Penicillamin (Resorption↓): ≥ 2 h Einnahmeabstand einhalten.

Toxizität: Bei Kindern liegt tödliche Dosis nach akuter Eisenexposition zwischen 1,1–3,7 g Fe^{2+}-Ionen (ca. 130 mg/kg KG)!

Präparateauwahl: ferro sanol® duodenal, Kps. (100 mg Fe^{2+}/Kps., Fe(II)-glycin-sulfat-Kplx), Ferrogamma® Kps. (60 mg Eisen/Kps., Fe(II)-sulfat), Hämatopan® 100/-50, Drg. (100/50 mg Eisen/Drg., Fe(II)-sulfat), Eisen-Sandoz® (25 mg Eisen/Brausetabl., Fe(II)-gluconat), Ferrum Verla®, Brausetabl. (80,5 mg Eisen/Brausetabl., Fe(II)-gluconat), ferro sanol® gyn, Kps. (80 mg Eisen/Kps. + 1 mg Folsäure.).

Fluor (F), Natriumfluorid

Funktionen: Härte/Stabilität der Knochen und Zähne, Knochenhomöostase (Aktivierung der Osteoblasten); Zähne (präeruptiv/posteruptiv): Kariesprävention/Kariogenese↓, Bildung von Sre-resistentem Fluorapatit, chemische Resistenz gegen bakteriell bedingte Säuren↑, Remineralisation von Primärläsionen↑, Bakterienstoffwechsel↓.

Empfohlene Gesamtzufuhr (laut D-A-CH): Erw. 3,1–3,8 mg/d, Schwangere und Stillende 3,1 mg/d. In Abhängigkeit von der Fluoridkonz. des Trinkwassers (→ Gesundheitsamt!) wird bei Kindern in den ersten drei Lebensjahren zusätzlich 0,25 mg/Fluorid/d in Form von Tabletten bzw. Kombinationen aus Vit. D (400–500 I.E./d) und Fluorid (0,25 mg/d) empfohlen.

Fluoridsupplementierung in Form von Fluoridspeisesalz oder Tabletten in Abhängigkeit vom Trinkwasserfluorid (TWF)-Gehalt:

Trinkwasserfluorid (mg/l)	< 0,3		0,3–0,7		> 0,7
Alter (Jahre)	Fluoridspeisesalz	Tabletten (mg)	Fluoridspeisesalz	Tabletten (mg)	
0 bis 4	–	0,25	+	0	–
4 bis 7	+	0,5	+	0,25	–
≥7	+	1	+	0,5	–

Mangelsymptome: Kariesanfälligkeit↑ (hoher Verzehr kariogener KH, mangelnde Versorgung mit Fluorid).

Einnahme: Zur Kariesprophylaxe: Tbl. nach dem Zähneputzen langsam lutschen oder bei Sgl. zerdrückte Tbl.

Anwendungsgebiete	Empfohlene Dosierung Vor Therapie Fluoridanamnese!	Applikation
Kariesprophylaxe	In den ersten 12 Lebensjahren möglichst konsequent anwenden!	p.o.
TWF-Gehalt < 0,3 mg/l	0–3 Jahre: 0,25 mg/d 3–6 Jahre: 0,5 mg/d ≥ 6 Jahre bis Erw.-alter: 1 mg/d	
TWF-Gehalt ≥ 0,3–0,7 mg/l	3–6 Jahre: 0,25 mg/d ≥ 6 Jahre bis Erw.-alter: 0,5 mg/d	
Osteoporose	Prävention: 1 mg/d Therapie: 15–25 mg/d, kontinuierl. oder intermittierend	p.o. p.o.

der Nahrung zu geben. Milch und Milchprodukte im Abstand von 2–3 h.

Gegenanzeigen: Bei früh- und mangelgeborenen Säuglingen sollte system. Fluoridzufuhr erst nach Erreichen eines KG von 3 kg erfolgen. In hoher Dosierung: Kinder und Jgl. im Wachstumsalter, gebärfähige Frauen, schwere Leber/Nierenfunktionsstör., Osteomalazie, Magen-Darm-Ulcera.

Nebenwirkungen: Bis 1 mg: Bei Überdosierung in den ersten 6–8 Lebensjahren Zahnfluorose oder Knochenaufbaustörungen möglich. Ab 20 mg: gelegentlich Magen-Darm-Beschwerden, nach längerer Anwendung Gelenk- und Gliederschmerzen möglich.

Wechselwirkungen: Al-, Ca- oder Mg-haltige AM (Fluoridresorption↓): ≥ 2 h Einnahmeabstand.

Präparateauswahl

Kariesprophylaxe: Zymafluor® D 500 c.C. (lactosefrei) (0,25 mg Fluorid/500 I.E. Vit. D/Tab.), Zymafluor® D 500/1000 (0,25 mg Fluorid/500/1000 I.E. Vit. D/Tab.), Zymafluor® 0,25 mg/0,5 mg/1 mg (0,25/0,5/1 mg Fluorid (Na-fluorid)/LTA), Fluoretten® 0,25 mg/0,5 mg/1 mg (0,25/0,5/1 mg Fluorid (Na-fluorid)/LTA), D-Fluoretten® 500/1000, Tbl. (0,25 mg Fluorid/500/1000 I.E. Vit. D/ Tbl.).

Osteoporose: Rp. Ossin®, RDrg. (40 mg Na-fluorid/Drg.), Rp. NaFril®, RTA (25 mg Na-fluorid = 11,3 mg Fluorid)/ RTA), Rp. Ospur® F25, Filmtabl. (25 mg Na-fluorid = 11,3 mg Fluorid)/Filmtabl.).

Jod (I)

Funktionen: Synthese der Schilddrüsenhormone Thyroxin (T_4) und Trijodthyronin (T_3); körperl. und geistige Entwicklung; Baustein der Schilddrüsenwachstumregulatoren (Jodlactone: Inhibierung der Proteinkinase C und der thyreoidalen Zellproliferation, Jodaldehyde: Inhibierung der thyreoidalen Peroxidase und Adenylatcyclase); Glykogensynthese; Lipolyse; Proteinsynthese↑; Sauerstoffverbrauch (Na/K-ATPase); Thermoregulation.

Empfohlene Zufuhr (laut D-A-CH): Jgl. und Erw. 200 µg Jod/d, Schwangere 230 und Stillende 260 µg/d.

Jodstatus: Bei ausreichender Jodzufuhr sollte die Ausscheidung im Urin zwischen 100 und 150 µg/d bzw. > 100 µg/g Kreatinin liegen.

Mangel/erhöhter Bedarf: Erhöhter Bedarf: Schwangerschaft, Stillzeit, Wachstum; Ernährung: unzureichende Zufuhr, vegan, keine Milch, wenig Seefisch, Verzehr strumigener Substanzen wie Goitrogene in Kohlgemüse, Nitrate, Thiocyanate; Tabakrauch (Rhodanid), hoher Kaffee-/Teekonsum; Selenmangel (Umwandlung $T_4 \rightarrow T_3 \downarrow$).

Mangelsymptome: Erwachsene: Struma, Hyperlipidämie, Fertilitäts-, Hör- und Schlafstörungen, Müdigkeit, Bradykardie, trockene raue Haut/Haare; Struma (Jodgehalt < 150 µg/g Gewebe): Thyreozyten- und Bindegewebsreplikation↑; Schwangerschaft/Stillzeit: Uterusatonie, Fehl-/Totgeburtenrate↑, Säuglingsmortalität; Fetus: Missbildungen, Kretinismus; Neugeborene: Struma connata, Reifungsstörungen; Pubertät: Juvenile Struma, Lern-/Konzentrationsstörungen.

Anwendungsgebiete	Empfohlene Dosierung	Applikation
Jodmangelstruma, Prophylaxe	Sgl., Kdr.: 50–100 µg/d Jgl., Erw.: 100–200 µg/d	p.o. p.o.
Euthyrote Strumatherapie	Neugeb., Kdr. und Jgdl.: 100–200 µg/d Erw.: 200–500 µg/d	p.o. p.o.
Schwangerschaft/Stillzeit	200 µg Jod/d	p.o.
Rezidivprophylaxe nach Operation euthyreoter Strumen	100–200 µg/d	p.o.

Einnahme: Nach der Mahlzeit; Prophylaxe erfolgt über Jahre bzw. lebenslang; Strumatherapie (Dauer): a) Kdr., Jgl., Erw. 6–12 Monate, z.T. länger b) Neugeborene: ca. 2–4 Wochen.

Gegenanzeigen: Manifeste Hyperthyreose, latente H. (> 150 µg/d), fokale und diffuse Autonomien der Schilddrüse sowie autonome Adenome (>300 µg/d).

Nebenwirkungen: Hyperthyreose (> 1 mg/d), in Einzelfällen bei Dos. zwischen 300–1000 µg/d; Struma (Einzelfälle b. Dos. > 10 mg/d), Hypothyreose (Einzelfälle b. Dos. > 10 mg/d).

Hinweis: Auf ausreichende Selen-Versorgung achten! Wegen der Gefahr funktioneller Autonomien der Schilddrüse, sollte insbesondere bei älteren Menschen die alimentäre Jodzufuhr 500 µg/d nicht überschreiten! Dermatitis herpetiformis Duhring: Jodhaltige Nahrungsmittel reduzieren bzw. meiden.

Wechselwirkungen: Thyreostatika (Wirkung↓), Lithium (hohe Joddosen: Strumavergrößerung), Perchlorat, Thiocyanat (thyreoidale Jodaufnahme↓).

Präparateauswahl: Jodid-ratiopharm® 100 µg/200 µg (100/200 µg Jod/Tbl.), Jodid Verla® 100 µg/200 µg (100/200 µg Jod/Tbl.), Jodetten® 100/200 Henning (100/200 µg Jod/Tbl.), Jodetten® depot Henning (2 mg Kaliumiodid = 1,53 mg Jod).

Kupfer (Cu)

Funktionen: Antioxidative Funktion (SOD, CAT), Eisenstoffwechsel (Hämatopoese) – Coeruloplasmin (Ferrioxidase Fe(II) → Fe(III), Cu-Transport, Me^{2+}-induzierte Lipidperoxidation↓, akute-Phase-Protein); mitochondrialer Energiestoffwechsel (Cyt-C-Oxidase); Kollagen-/Elastinbiosynthese (Lysyloxidase); Melaninbildung (Tyrosinase); Katecholaminbiosynthese (Dopamin-β-Hydroxylase); Neurotransmitterabbau (Monoaminoxidase, MAO).

Geschätzte angemessene Zufuhr (laut D-A-CH): Jgl. und Erw. 1–1,5 mg Kupfer/d.

Kupfer-Status: Referenzbereich (Serum/Plasma) für Männer: 80–130 µg/dl, Frauen: 75–120 µg/dl (Urin: 10–60 µg/24 h).

Bei akuten und chron. Infektionen, Leukämien, Lymphomen, Hodgkin-Erkrankungen, Karzinomen, Leberschäden, verschiedenen Formen der Anämie sowie Einnahme oraler Kontrazeptiva ist der Serumkupfer-Spiegel häufig erhöht.

Mangel/erhöhter Bedarf: AM: Antazida, Eisen, Glucocorticoide, Penicillamin-Therapie, Zink (≥ 50 mg Zink/d: Metallothionein-induzierte Resorptionsstörung); Ernährung: Phytate, milcharme Diät, parenterale Ernährung; Malabsorption: Diarrhoe, CED, Mukoviszidose, Kwashiorkor, Zöliakie, Menke-Syndrom (x-chromosomal vererbt); Nierenfunktionsstörungen (renale Coeruloplasminverluste), Verbrennungen.

Mangelsymptome: Hypochrome, mikrozytäre, eisenrefraktäre Anämie (mit Neutropenie); Leuko- und Granulozytopenie (Infektanfälligkeit); gestörte Haut- und Haarpigmentation; Wachstumsstörungen, Knochenfrakturen, Dyslipoproteinämie (HMG-CoA-Reduktase↑); neurolog. Störungen, Schlaflosigkeit; Gefäßrupturen, Aneurysmen; Menkes-Kinky-Hair-Erkrankung: Nervendegeneration, Hypopigmentierung, Bindegewebsdefekte.

Anwendungsgebiete	Empfohlene Dosierung	Applikation
Kupfermangel: Anämien (zus. mit Eisen), Colitis, entzündl. rheumat. Erkr., Neoplasien, Osteoporose.	1–3 mg/d	p.o.

Einnahme: Ca. 1/2 –1 h vor den Mahlzeiten.

Gegenanzeigen: Anurie, Morbus Wilson, schwere Nierenschäden.

Wechselwirkungen: Orale Kontrazeptiva (Kupfer-Serumspiegel↑). Zink, Eisen (Kupfer-Resorption↓). Eine hohe Vitamin C-Zufuhr (1,5 g/d) kann die Aktivität des Coeruloplasmins im Serum vermindern.

Toxizität: Hoher Kupfergehalt des Trinkwassers (> 10 mg/l) ist mit frühkindlichen Leberzirrhosen assoziiert.

Präparateauswahl: Kupferorotat Tabletten (310 µg Cu^{2+}/Tbl., Cu-(II)-orotat).

Mangan (Mn)

Funktionen: Knorpel-/Knochenaufbau (Glykosyltransferase: Proteoglykansynthese); Gluconeogenese (Pyruvat-Carboxylase: Cori-Zyklus); antioxidative Schutzfunktion (SOD), AS-Abbau (Pankreasenzyme: Amino-, Carboxypeptidase), Harnstoffzyklus (Arginase); Citratzyklus (Pyruvat-Decarboxylase), Insulinsynthese- und -sekretion, Produktion von Prothrombin.

Mn kann mit ATP Mn-ATP-Komplexe bilden und anstelle von Magnesium als Cofaktor fungieren (z.B. Pyruvat-Carboxylase).

Geschätzte angemessene Zufuhr (laut D-A-CH): Jgl. und Erw. 2–5 mg Mangan/d.

Mangan-Status: Referenzbereich (Vollblut): 7,0–10,5 µg/l, (Serum): 0,3–1,1 µg/l.

Mangel/erhöhter Bedarf: Alkoholismus; Ernährung: hoher Konsum einfacher, raffinierter KH; oxidativer Stress, hohe Calcium-, Eisen-, Phosphat- und Zinkaufnahme (Interaktionen bei der Resorption), langfristige parenterale Ernährung (TPN).

Anwendungsgebiete	Empfohlene Dosierung	Applikation
Allgemeine Prävention	2–10 mg/d zus. m. anderen Nährstoffen	p.o.
Diabetes mellitus	5–30 mg/d zus. m. anderen Nährstoffen	p.o.
Hypoglykämie	15–30 mg/d zus. m. anderen Nährstoffen	p.o.
Osteoporose	5–15 mg/d zus. m. anderen Nährstoffen	p.o.

Mangelsymptome: Störungen im Lipid- (Hypercholesterinämie) und KH-Stoffwechsel (Glucoseintoleranz); Knochen-/Knorpeldeformationen, Dermatitis; Alkalische Phosphatase↑; Störungen der Spermatogenese, Sterilität; Gerinnungsstörungen (Prothrombinbildung↓); Anfälligkeit für oxidative Schäden↑; Appetitlosigkeit, Wachstumsstörungen.

Einnahme: Zu den Mahlzeiten, über den Tag veteilt.

Wechselwirkungen: Alkohol, Calcium (Mn-Resorption↓). Bei Eisenmangel kann Mn-Resorption um das 2–3 fache ansteigen.

Toxizität: Berufsbedingte Mn-Vergiftungen (Bergbau) können schwere ZNS-Schäden und Pychosen bis hin zu Parkinson-ähnlichen Symptomen (Tremor, Muskelrigidität) verursachen.

Molybdän (Mo)

Funktionen: Antioxidanz (Xanthin-Dehydrogenase/-Oxidase, XDH/XO), Eisenstoffwechsel, Abbau und Metabolismus schwefelhaltiger AS und Sulfit (Sulfitoxidase), Alkoholabbau in der Leber (Aldehydoxidase), Purinstoffwechsel (XO/XDH), Zähne (kariostatische Wirkung).

Geschätzte angemessene Zufuhr (laut D-A-CH): Jgl. und Erw. 50–100 µg Molybdän/d.

Molybdän-Status: Referenzbereich (Vollblut): 9,6–96 µg/dl.

Mangel/erhöhter Bedarf: Ernährung: viel raffinierte KH, Anorexie, langfristige parenterale Ernährung; Malabsorption: Darmresektion, CED, hepato-biliäre Erkrankungen; Störung der Xanthinoxidase; Sulfitoxidase-Mangel (wenige h nach Geburt: Krämpfe, Linsendislokation, progressive Hirnatrophie, Tod).

Mangelsymptome: Erbrechen, Kopfschmerzen, Nachtblindheit, Gesichtsfeldausfälle, Tachykardie, Übelkeit, (nach langfristiger TPN); Störungen im AS-Stoffwechsel (Abbau toxischer schwefelhaltiger AS↓, Sulfitempfindlichkeit↑), Störungen im Purin-/Nucleotidstoffwechsel: Xanthinurie (Risiko für Xanthinsteine↑); ZNS-Störungen (mentale Retardierung); Risiko für Nasopharyngeome↑.

Anwendungsgebiete	Empfohlene Dosierung	Applikation
Prävention/Adjuvante Therapie	50–250 µg/d zus. m. anderen Nährstoffen	p.o.

Wechselwirkungen: Hohe Zufuhr: Renale Kupferexkretion↑.

Toxizität: Extrem hohe Zufuhr (10–15 mg/d): Gichtähnliche Symptome.

Selen (Se)

Funktionen: Antioxidanz (GSH-Px, Selenoprotein P, TrxR): Schutz von Erythrozyten, Phospholipidmembranen, PUFA und Zellorganellen; Zellproliferation und -differenzierung (TrxR: Interaktion mit Transkriptionsfaktoren); Antikanzerogen, Immunkompetenz, Biosynthese und Aktivierung der Schilddrüsenhormone (Thyroxin-5-Deiodase), Synergismus mit Vitamin E, Detoxifikation (z. B. Schwermetalle).

Geschätzte angemessene Zufuhr (laut D-A-CH): Jgl. und Erw. 30–70 µg Selen/d (Selenbedarf: ca. 1 µg Selen/kg KG).

Selen-Status Referenzwerte µg/l (µmol/l):

	Serum	Vollblut
erniedrigt	< 65 (0,81)	< 85 (1,06)
optimal	101–135 (1,26–1,71)	121–162 (1,51–2,05)
erhöht	> 190 (2,41)	> 230 (2,91)

Mangel/erhöhter Bedarf: Alkoholismus; AM: Diuretika, Laxantien, Chemo-/Strahlentherapie; Erkr.: AIDS/HIV, ARDS, akute Pankreatitis, CED, Hepatitis, Krebs, Myokardinfarkt/Reperfusion, Lymphödem, Phenylketonurie, Polytraumen, Rheuma, Sepsis/SIRS, Verbrennungen, Niereninsuffizienz, Hämodialyse; Ernährung: vegan, TPN; oxidativer Stress; Malabsorption (s. S. 77); Schadstoff-/Schwermetallbelastung (Dioxin, NO_x/Hg, Pb, Cd).

Mangelsymptome: Erythrozyten: Hämolyse, Methämoglobin-Synthese↑; Störungen des Schilddrüsenhormonstoffwechsels (T_3↓); Immundepression; Krebs: Inzidenz und Mortalität↑, v. a. Zervix-, Kolon-, Magen-, Lungen-, Prostatakrebs; GSH-Px-Aktivität↓; Herz: Myokardnekrose/Reperfusionsschäden, Kardiomyopathie (Keshan-Kr.); Osteoarthropathie (Kashin-Beck-Kr.); Myopathien.

Anwendungsgebiete	Empfohlene Dosierung	Applikation
Allgemeine Prävention	70–200 µg Selen/d (z. B. als Selenhefe)	p.o.
Herz-Kreislauf-Erkrankungen (z. B. KHK, Kardiomyopathie)	100–300 µg/d	p.o.
Immunschwäche (AIDS/HIV)	100–300 µg/d	p.o., i.v.
Krebserkrankungen:		
Prophylaxe	70–200 µg/d	p.o.
Therapie	Gabe als Na-Selenit:	
■ Operation (OP)	2 Tage vor OP: 1000 µg/d 1 h vor OP: 1000 µg/d postoperativ: 500 µg/d (Dauer variabel)	p.o. i.v. p.o.
■ Chemo-/Strahlentherapie (CT/RT)	1 h vor der CT (RT): 1000 µg/d Zwischen der CT/RT: 300 µg/d (Dauer: variabel)	i.v., (p.o.) p.o.
■ Nach Ende der Krebstherapie (Sekundärprophylaxe)	100–300 µg/d als Na-Selenit (Ziel-Se-Spiegel im Vollblut ≥ 137 µg/l)	p.o., (i.v.)
Lymphödem, chronisches (Erysipel-Prophylaxe)	Kombinierte physikalische Entstauungstherapie (KPE) plus: 1. Woche: 500–1000 µg/d als Na-Selenit 2.-3. Woche: 300 µg/d als Na-Selenit danach (Erhaltungsdosis): 100 bzw. 200 µg/d (< bzw. > 70 kg KG)	 p.o. p.o. p.o.
Pankrcatitis, akute	1. Tag (initial): 2000 µg als Na-Selenit 2.-5. Tag: 1000 µg/d als Na-Selenit danach (Erhaltungsdosis): 200–500 µg/d	i.v. i.v. p.o., i.v.
Rheumatoide Arthritis (RA)	100–200 µg/d	p.o.

Weitere Anwendungsgebiete (p.o., i.v.): CED, Dialyse, Mukoviszidose, MS, Myokardinfarkt, Schwermetallbelastung, TPN, SIRS/Sepsis, Alzheimer, Epilepsie, M. Parkinson.

Langfristige hochdosierte Anwendung (> 300 µg Selen/d) nur unter ärztlicher Kontrolle!

Einnahme: Natriumselenit präprandial (1–2 h Abstand zu einer Mahlzeit). Selenhefe (enthält Se in Form des Selenomethionins = Depotform) zu den Mahlzeiten. Selenit und Selenat sind im Ggs. zu Selenomethionin direkt bioverfügbar!

Gegenanzeigen: Selenintoxikationen.

Nebenwirkungen: Überdosierung: a) chronisch: Haarausfall, brüchige Fingernägel, Neuropathien; b) akut: knoblauch- bzw. rettichartiger Atemgeruch, Übelkeit, abdominelle Schmerzen.

Täglich auf unbegrenzte Zeit sichere Aufnahme: ≤ 350 µg Selen/d.

Maximal sichere Seleneinnahme: etwa 850 µg Selen/d.

Wechselwirkungen: Natriumselenit nicht zusammen mit Reduktionsmitteln wie Vit. C einnehmen (Einnahmeabstand > 1 h). Schwermetalle (Hg, Pb, Cd) und hohe Zufuhr anderer Spurenelemente, v. a. Zink, Chrom (Selen-Resorption↓, v. a. Na-selenit).

Präparateauswahl: selemun® (47 µg Se/Tbl., Na-selenit), selenminerase®/forte (50/100 µg Se/Tbl., Se-hefe), selenase® 50/Rp. 100 peroral Trinkamp. (100 µg Se/2 ml, Na-selenit), Rp. selenase®T peroral Glasfl. (500 µg Se/10 ml, Na-Selenit), Cefasel® 50/Rp. 100/300 µg Tbl. (50/100/300 µg Se/Tbl., Na-selenit), Rp. selenase® Tbl. (79 µg Se/Tbl., Na-selenit), Rp. selenase® 100 (p.i.) Amp. (100 µgSe/2 ml., Na-selenit), Rp. selenase® T (p.i). Amp. (500 µg Se/10 ml, Na-selenit).

Silicium (Si)

Funktionen: Biosynthese/Reifung der Knochen- und Knorpelmatrix (Prolin-Hydroxylase), Bindegewebe/Blutgefäße (Elastizität, Festigkeit), Haare/Nägel (Quervernetzung des Keratins), Immunsystem.

Empfohlene Tageszufuhr: Etwa 20 bis 40 mg/d (Eine offizielle Zufuhrempfehlung für Silicium liegt nicht vor).

Mangel/erhöhter Bedarf: Resorptionsstörungen.

Mangelsymptome: Bindegewebsschwäche, brüchige Nägel; Skelettentwicklung↓; Störungen in der Bioynthese von Kollagen und Proteoglykanen; Kollagengehalt der Knochen↓; Arteriosklerose-Inzidenz↑.

Mögliche Anwendungsgebiete: Störungen der Haar- und Nagelbildung, Osteoporose, Altershaut, Bindegewebsschwäche, Cellulitis, Schwangerschaftstreifen, GIT (Anwendung in Antazida, M. Crohn, Colitis ulcerosa, kolloidale Kieselsäure bei Durchfallerkrankungen).

Präparateauswahl: Sklerosol®N Liquidum (625 mg SiO_2/100 ml), Kieselerde- und Calcium-Kapseln Twardy (245 mg Kieselerde + 45 mg Ca-gluconat/Kps.).

Vanadium (Vn)

Mögliche Funktionen: Hormon-, KH- (Insulinsensitivität↑) und Lipidstoffwechsel (GC und LDL-C↓).

Empfohlene Zufuhr: Die Essentialität für Vanadium ist bisher nicht belegt.

Mögliche Ursachen/Folgen: Störungen im Kohlenhydrat- und Lipidstoffwechsel.

Mögliche Anwendungsgebiete: In Studien an Typ-II-Diabetikern führte Vanadium (100–150 mg Vanadium-Sulfat/d) zu einer Verbesserung der Insulinsensitivität, der Glucosetoleranz, des HbA_{1C}-Wertes sowie des Gesamt- und LDL-Cholesterins.

Toxizität: Während eine tägliche Zufuhr von 50 bis 100 µg Vanadium als sicher gilt, kann aufgrund möglicher toxischer NW (GIT-Störungen, Nieren-/Leberschäden) bisher keine Zufuhrempfehlung im mg-Bereich ausgesprochen werden!!

Zink (Zn)

Funktionen: Cofaktor zahlreicher Enzymsysteme (ca. 300), KH-, Lipid-, Proteinstoffwechsel; Protein-/Nukleinsäuresynthese (z. B. DNA-/RNA-Polymerasen); Neurotransmitter-, Prostaglandin-, Hormonstoffwechsel (Insulin, Glucagon, Schild-, Sexual-, Wachstumshormone); Zellwachstum/-differenzierung, Immunkompetenz (zellulär, humoral), T-Zelldifferenzierung (Thymulin); antioxidative Funktion (SOD, Metallothionein), Genexpression, Vitamin A-Stoffwechsel.

Empfohlene Zufuhr (laut D-A-CH): Jgl. und Erw. 7–10 mg/d, Schwangere bzw. Stillende 10 bzw. 11 mg/d.

Zink-Status: Referenzwerte: Serum: Erw.: 0,7–1,3 mg/l (10,71–19,89 µmol/l), Kinder: 0,75–1,0 mg/l; Vollblut: 4,0–7,5 mg/l (61,2–114,8 µmol/l).

Mangel/erhöhter Bedarf: AM: Antazida, Ciclosporin A, Chelatbildner, Glucocorticoide, Diuretika, Eisen, Lipidsenker, Kontrazeptiva, ACE-Hemmer, Chemo-/Strahlentherapie; erhöhter Bedarf: Schwangerschaft, Stillzeit, Wachstum, Leistungssport; Ernährung: vegan, A. nervosa, Proteinmalnutrition, Diäten, phytatreich, TPN; Malabsorption: Akrodermatitis enteropathica (s. auch S. 77); Operationen, Verbrennungen; Erkr.: AIDS/HIV, Akne, Allergien, Diabetes, Haarausfall, Impotenz, akute/chron. Infektionen, Leber-/Nierenerkr., Krebs, Neurodermitis, Psoriasis, Pyrrolurie, Ulcus cruris; Schwermetalle.

Mangelsymptome: Antriebsschwäche, Nachtblindheit, Geruchs-/Geschmacksstörungen; Haut: erythematös, pustulös, Wundheilung↓, Hautpilzinfektionen↑, Haare: dünn, Alopezie; Nägel: brüchig, weißfleckig; Immunde-

Anwendungsgebiete	Empfohlene Dosierung	Applikation
Allgemeine Prävention	10–15 mg Zink/d	p.o.
AIDS/HIV-Infektion	15–20 mg/d (z. B. Aspartat, Orotat)	p.o.
Akrodermatitis enteropathica	100–200 mg/d	p.o.
Allergien (z. B. Rhinitis allergica, Asthma)	15–25 mg/d (z. B. Histidin)	p.o.
CED (C. ulcerosa, M. Crohn)	20–30 mg/d (z. B. Orotat)	p.o.
Diabetes mellitus/ Hypoglykämie	15–25 mg/d (z. B. Aspartat, Orotat)	p.o.
Erkältungskrankheiten (z. B. Halsentzündung, Sinusitis)	Prophylaxe: 15–25 mg/d Therapie: Beginn: innerhalb der ersten 24 h, Dauer: 5–7 Tage lang! 5–6 × 10 mg/d als Lutsch- oder Brausetabl. (Gurgeln!)	p.o. p.o.
Haarausfall (Alopecia areata)	15–25 mg/d (Dauer: 6 > Monate)	p.o.
Hauterkrankungen (Akne, Psoriasis/Neurodermitis)	20–60/15–45 mg/d (z. B. Histidin, Orotat)	p.o.
Krebs (v.a. bei Kachexie)	15–25 mg/d	p.o.
Lebererkrankungen (Leberzirrhose)	15–45 mg/d	p.o.
Leistungssport	15–30 mg/d	p.o.
Morbus Wilson	50–150 mg/d (z. B. 3 × 50 mg/d)	p.o.
Schwangerschaft/Laktation	15–25 mg/d	p.o.
Schwermetallausleitung	25–50 mg/d über 4 Wo., dann 15–25 mg/d	p.o.
Therapie mit Chelatbildnern	15–20 mg/d (z. B. Aspartat)	p.o.
Wundheilungsstörungen	25–50 mg/d über 4 Wo., dann 15–25 mg/d	p.o.

Weitere Anwendungsgebiete: Anorexia nervosa, Down-Syndrom, Fertilitätsstörungen, AMD, Geriatrie, H. simplex, MS, Osteoporose, Prostatahyperplasie, Pyrrolurie, Rheuma, peptischer Ulkus.

pression, Infektanfälligkeit; Schleimhäute: Atrophie, Diarrhoe; ZNS: Depressionen, Konzentrationsstörungen, Lernschwäche; Kachexie, Wachstumsstörungen; Hypogonadismus, Ovulationsstörungen; Insulinresistenz; Osteopenie; Resistenz gegen Umweltgifte↓; Zink (Serum) < 0,7 mg/l.

Einnahme: Nüchtern, 2 h Abstand zu den Mahlzeiten oder abends vor dem Schlafengehen.

Gegenanzeigen: Akutes Nierenversagen, schwere Nierenschäden.

Nebenwirkungen: Bei Überdosierung: Metallgeschmack, Kopfschmerzen, Müdigkeit, Übelkeit, Immunsuppression! Langfristig hochdosierte Zinkgaben (≥ 50 mg/d): Störungen des Eisen- und Kupfer-Haushaltes sowie des Lipidstoffwechsels.

Wechselwirkungen: Ciprofloxacin, Enoxacin, Norfloxacin und Tetracycline (Resorption und Serum-Konzentrationen↓). Chelatbildner, Eisen-, Kupfer- und Calciumsalze (Zinkresorption↓).

Präparateauswahl: Zinkorot® 25 (25 mg Zink/Tbl., Zn-Orotat), Unizink® 50 (10 mg Zink/FTA, Zn-Aspartat), Curazink® (15 mg Zink/Kps., Zn-Histidin), Zinkotase® (25 mg Zink/Filmtabl., Zn-Aspartat), Zinkamin-Falk® (15 mg Zn/Kps., Zn-Histidin), Zink 10 + C (10 mg Zink + 120 mg Vit. C/LTA), Zink Verla® 10/20 (10/20 mg Zink/Filmtabl., Zn-Gluconat), Zinkbrause Verla® 25 (25 mg Zink/Brausetabl., Zn-sulfat).

3 Antioxidantien

Auswahl wichtiger endogener und exogener Antioxidantien

Endogene
GSH-Peroxidase (Se), Superoxiddismutase (Cu/Zn, Mn), Katalase (Fe), Thioredoxin-Reduktase (Se)

Exogene
hydrophil: Vitamin C, Cystein, Glutathion, Selen, α-Liponsäure
lipophil: Vitamin E, Carotinoide (z.B. Lycopin), CoQ10, α-Liponsäure
pflanzlich: Flavonoide, Anthocyane

Funktionen: Inaktivierung von zytotoxischen Sauerstoffradikalen und -verbindungen zum Schutz von Mitochondrien (Atmungskette), Nerven-, Endothel- und Immunzellen, Membranphospholipiden (PUFA), KH, Lipiden (LDL-C), Proteinen (Enzyme), Nukleinsäuren, DNA- und RNA vor oxidativer Schädigung (oxidativem Stress).

Plasmakonzentrationen von Antioxidantien bei gesunden Erwachsenen zur Primärprävention von Krebs- und Herz-Kreislauf-Erkrankungen
Vitamin C > 50 (≥ 60) µmol/l
Vitamin E > 30 (> 40) µmol/l
β-Carotin > 0,4 µmol/l
Selen > 50 (> 100) µg/l

Ursachen für oxidativen Stress: Alkohol, AM (Biotransformation: Cyt-P450), mitochondriale Atmungskette, Arachidonsäuremetabolismus, Enzyme (Myeloperoxidase, Xanthin-, NADPH-Oxidase), Immunabwehr, Smog (Ozon, Stickoxide), Strahlung (UV-A, -B, Röntgen),

Übergangsmetalle (Eisen, Kupfer), Herbizide, Pestizide, Schwermetalle u. a. Umweltgifte, Zigarettenrauch.

Marker oxidativer Schäden: DNA-Schäden: 8-Hydroxy-2'-desoxyguanosin (8-OHdG); Lipidperoxidation: 4-Hydroxynonenal (4-HNE), Malondialdehyd (MDA), ox. LDL-C, 8-iso-Prostaglandin-F-2α (8-iso-PGF-2α), Thiobarbitursäure-reaktive Substanzen (TBARS).

Radikal-assoziierte Prozesse und Krankheiten (Free Radical Diseases): Allergien, Alterungsprozess, Arteriosklerose (Endotheliale Dysfunktion), CED, Photoalterung der Haut, Herzinfarkt („Ischämie-Reperfusionssyndrom"), chron. Infektionen, Diabetes mellitus, Down-Syndrom, Katarakt, senile Makuladegeneration, Krebs, oxidative Muskelschäden, neuro-degenerative Erkrankungen (ALS, Alzheimer, Epilepsie, Parkinson, MS), Leber-, Nieren- und Lungenerkr. (COPD), rheumatoide Arthritis (RA).

Hinweis zur Einnahme: Antioxidantien sollten immer in Kombination genommen werden.

Präparateauswahl: OxyLyc®, Cuvital®, Pasgensin® plus, Q-bion Q10 plus, QUMIN® Q10 plus, Oxytex®, Symbion ACE Vitamine + Selen, Trophosan-O_2-Balance®.

4 Essentielle Fettsäuren

Ω-3-Fettsäuren

Zu den Ω-3-Fettsäuren zählen Eicosapentaensäure (EPA) und Docosahexaensäure (DHA), die sog. Eicosane.

Funktionen: EPA: Kompetitive Verdrängung der Arachidonsäure: Synthese antiinflammatorischer, antithrombotischer und vasodilatatorischer Prostanoide/Leukotriene; Serumlipide: Triglyceride↓↓, Blutrheologie↑, Fibrinogen-Spiegel↓, NO-Bioverfügbarkeit↑, Blutdruck↓ (diast./syst.), antiarrhythmisch, Thrombozytenaggregation↓ (TXA_2↓), Zellproliferation↓ (Endothelschutz). DHA: Entwicklung der Hirn- und Nervenzellen, Augenfunktion (Zellmembran der Netzhaut).

Empfohlene Zufuhr: 0,5 bis 1,0 g Omega-3-Fettsäuren/d (1 g Ω-3-FS = ca. 3 g Fischöl!). Fischöl enthält i.d.R. etwa 30 bis 35% (Hochkonzentrate etwa 85%) Omega-3-FS.

Möglicher Mangel/erhöhter Bedarf: Ernährung: wenig Seefisch, extreme Ω-6-FS-Zufuhr, TPN; erhöhter Bedarf: Schwangerschaft/Stillzeit, Wachstum, Alter; entzündliche, chron.-degen. Erkr. (z.B. Allergien, Psoriasis, Alzheimer, MS); Malabsorption (z.B. CED, Leber-, Gallenerkrankungen, chron. Pankreatitis).

Mögliche Mangelsymptome: Atopieneigung↑; Konzentrations-, Lern-, Verhaltens- und Wachstumsstörungen (Kinder/Heranwachsende); Depressionen, Alterssenilität, Muskelschwäche, Neuropathien, Zittern; kardiovaskuläre Morbidität/Mortalität↑; Sehstörungen, Entwicklung des ZNS↓.

Anwendungsgebiete	Empfohlene Dosierung	Applikation
Allgemeine Prävention	1–1,5 g Ω-3-Fettsäuren/d	p.o.
Allergien (Asthma, Rhinitis allerg.)	1,5–4 g/d	p.o.
Bronchitis, COPD	1,5–4 g/d	p.o.
CED (C. ulcerosa, M-Crohn)	2,5–6 g/d	p.o.
Demenz, M. Alzheimer	1,5–4 g/d	p.o.
Diabetes mellitus, Syndrom X	1,5–4 g/d	p.o.
Fettleber	1,5–6 g/d	p.o.
Fettstoffwechselstörungen (v. a. Hypertriglyceridämien)	1,5–6 g/d	p.o.
Hauterkrankungen, entzündliche (z. B. Psoriasis, Neurodermitis)	2,5–6 g/d	p.o.
Herz-Kreislauf-Erkrankungen (Hypertonie, KHK, Arrythmien)	1,5–6 g/d	p.o.
IgA-Nephropathie	3–7 g/d	p.o.
Multiple Sklerose (MS)	2–6 g/d	p.o.
Rheumatoide Arthritis (RA)	2,5–6 g/d	p.o.
Schwangerschaft/Stillzeit	1–3 g/d (z. B. zus. mit L-Carnitin)	p.o.
Transplantationsmedizin (z. B. Nieren-, Herztransplantation)	2,5–6 g/d	p.o.

Weitere Anwendungsgebiete (p.o.): Hämodialyse, Hyperaktivität, Schizophrenie, Immunonutrition, Präeklampsie, Osteoporose, Depressionen, tardive Dyskinesie, Parkinson, Krebs.

Einnahme: Während der Mahlzeit. **Nur eine langfristige und regelmäßige Einnahme ist sinnvoll!**

Gegenanzeigen: Akute und subakute Pankreatitis, akute Pankreasnekrose, akute bis chron. Leberintoxikationen, Leberzirrhose, akute bis chron. Gallenblasenentzündung, akute Gerinnungsstörungen.

Nebenwirkungen: Fischgeschmack beim Aufstoßen. Blutungszeit kann verlängert, Thromboyztenaggregation kann gehemmt werden.

Wechselwirkungen: Blutungszeit kann verlängert und Thromboyztenaggregation vermindert werden (evtl. Reduktion blutgerinnungshemmender AM, nach ärztl. Rücksprache!!!!).

Präparateauswahl: Eicosan® 500/750, Kps. (500/750 mg Fischöl, 18% EPA, 12% DHA), Ameu® (500 mg Lachsöl-Konz., 18% EPA, 12% DHA), Eicotin® (200 mg Ω-3-Konz. +200 mg L-Carnitin), Eicosapen®, Kps. (750 mg Fischöl, 105 mg EPA, 75 mg DHA), Ω 3 EPA MAX® (300 mg EPA/Kps.). Omegaven Fresenius (10%ige Fettemulsion aus Fischöl zur parenteralen Ernährung/100 ml Infl.)

Ω-6-Fettsäuren

Zu den Ω-6-Fettsäuren zählt γ-Linolensäure (GLA), die im Öl der Nachtkerze, *Oenothera biennis* vorkommt.

Funktionen: Eicosanoid-Stoffwechsel: Synthese entzündungshemmender Prostaglandine der Serie 1; Nervenzellfunktion.

Möglicher Mangel/erhöhter Bedarf: Defekt des Enzyms δ-6-Desaturase; erhöhter Bedarf: Atopiker, Diabetes mellitus, MS.

Mangelsymptome: Neigung zu Atopien; Störungen der Hautfunktion, Hautekzeme; Fettleber; Infektanfälligkeit; Wundheilungsstörungen; Anämie; Wachstumsstörungen.

Anwendungsgebiete	Empfohlene Dosierung	Applikation
Neurodermitis (atopisches Ekzem)	Kdr. (1–12 J.): 150–300 mg GLA/d Erw.: 400–1000 mg GLA/d	p.o. p.o.
Neuropathien (Diabetes mellitus)	400–600 mg GLA/d	p.o.
Weitere Anwendungsgebiete: Multiple Sklerose, PMS.		

Einnahme: Zu den Mahlzeiten.

Gegenanzeigen: Kinder unter 1 Jahr.

Nebenwirkungen: Gelegentlich Übelkeit, GIT-Störungen. Selten Überempfindlichkeitsreaktionen.

Wechselwirkungen: Auftreten epileptischer Anfälle bei schizophrenen Patienten und unter epileptogener Begleitmedikation (z. B. Phenothiazine) möglich.

Präparateauswahl: Epogam®/1000 (466–536/932–1073 mg Nachtkerzensamenöl = 40/80 mg GLA/Kps.).

5 Aminosäuren (AS)

α-Aminosäuren sind die elementaren Bausteine der Proteine. Struktur- und Transportproteine (z.B. Kollagen, Hämoglobin), Enzyme, Immunglobuline, Interferone, Bausteine der DNA, Hormone (z.B. Insulin, Thyroxin, Wachstumshormon) und Neurotransmitter (z.B. Serotonin) werden aus AS gebildet. Eine ausgewogene AS-Bilanz wird damit zum limitierenden Faktor für den Energiehaushalt, die Immunkompetenz sowie für die Struktur und Funktionalität des gesamten Organismus. Etwa neun der 20 proteinogenen AS (L-Aminosäuren) sind für den Menschen essentiell:

- aromatische AS: Phenylalanin und Tryptophan
- verzweigtkettige AS (VKAS): Leucin, Isoleucin und Valin,
- schwefelhaltige AS: Methionin
- Histidin, Lysin und Threonin.

Für den Erhalt der Stickstoffbilanz müssen diese exogen, d.h. mit der Nahrung zugeführt werden. Unter schweren Krankheitsbildern werden weitere AS essentiell, sie werden deshalb auch als konditionell essenzielle AS bezeichnet (z.B. Cystein, Tyrosin: Frühgeborene, Patienten mit Leberzirrhose; Arginin, Glutamin: schwere Verletzungen, Sepsis).

Mangel/erhöhter Bedarf: Ernährung: Proteinmangelernährung, Malnutrition; Erkr.: z.B. AIDS/HIV, Leber- und Nierenerkrankungen, Sepsis, Polytrauma; Katabolie, Pädiatrie (Frühgeborene).

Mangelsymptome: Negative Stickstoffbilanz; Hypoalbuminämie; Kachexie (Tumorkachexie); Wasting; Immunschwäche, Infektanfälligkeit; Organversagen.

L-Arginin

L-Arginin: Semi-essentiell (essentiell: Säuglinge, Kleinkdr., chron. Niereninsuffizienz, Sepsis).

Funktionen: NO-Biosynthese (Endothelfunktion, Vasodilatation, Thrombozytenaggr.↓, Neurotransmission im ZNS, Lymphozytenproliferation); NH_3-Entgiftung (Harnstoff-Zyklus); Immunkompetenz; Hormonfreisetzung (Insulin, Katecholaminen, Glukagon, Prolaktin, Wachstumshormon); Kreatin-Biosynthese, Protein-, Kollagen- und Polyaminsynthese (Spermin, Spermidin).

Möglicher Mangel/erhöhter Bedarf: Säuglinge, Kleinkinder, Mangel-/Fehlernährung, katabole Stoffwechselprozesse (schwere Verletzungen, Operationen, Sepsis, Polytrauma), chronische Niereninsuffizienz.

Anwendungsgebiete	Empfohlene Dosierung	Applikation
Allgemeine Prävention	0,5–1,5 g L-Arginin/d	p.o.
Kardiovaskuläre Erkrankungen (Endotheliale Dysfunktion)	3 × 2–6 g/d	p.o., i.v.
Erektile Dysfunktion, Infertilität	3 × 2–3 g/d	p.o.
Immunonutrition Therapie hyperkatabolischer sowie hypermetabolischer Zustände (AIDS, CED, Polytrauma, Sepsis, Kachexie, Verbrennungen, Wundheilungsstörungen, Wasting)	15–30 g L-Arginin/d Zusatz zu AS-Lösungen im Rahmen enteraler (oder parenteraler) Ernährungsregimes, v. a. in Kombination mit L-Glutamin (15–30 g/d) und Ω-3-Fettsäuren (1–5 g/d). Beginn: ≤ 24 h nach Trauma oder Operation.	p.o., i.v.

Weitere Anwendungsgebiete (p.o., i.v.): Niereninsuffizienz, Säuglinge/Kleinkinder mit noch nicht voll ausgereiftem Stoffwechsel, Leistungssport, Provokationstest der hypophysären Somatropin-Sekretion.

Mögliche Mangelsymptome: Wundheilungsstörungen, Infektanfälligkeit, endotheliale Dysfunktion, Hyperammonämie.

Einnahme: Tagesdosis über den Tag verteilt, zwischen den Mahlzeiten.

Nebenwirkungen: In hoher Dosierung (> 6 g/d) können GIT-Störungen (z.B. Durchfall) auftreten. Bei rekurrierenden Herpes-Infektionen sollte L-Arginin nicht ergänzt werden!

Wechselwirkungen: Langfristige hohe Dosen von L-Arginin können zu einer kompetitiven Hemmung der Lysin-Resorption (renale Lysin-Exkretion↑) führen und AS-Imbalancen verursachen. Wirkungsverstärkung blutdrucksenkender AM möglich.

(N-Acetyl)-**L-Cystein** (L-Glutathion, GSH)

Funktionen: SH-haltiges Antioxidanz (GSH-Prodrug); Immunkompetenz (CD4-T-Helferzell- und NK-Zell-Aktivität↑), Regulator der Körperzellmasse; Endothelschutz (NO-Bioverfügbarkeit↑), Leberzellschutz, Detoxifikation (freie Radikale, Xenobiotika, Homocystein); Proteinbiosynthese (Tertiärstruktur), Enzymfunktionen (-SH im katalyt. Zentrum), Prostaglandin-/Leukotrien-

Anwendungsgebiete	Empfohlene Dosierung	Applikation
Allgemeine Prävention	100–200 mg N-Acetylcystein (NAC)/d	p.o.
AIDS/HIV-Infektion	600–4000 mg/d (labordiagnost. Kontrolle der Glutamin-Plasmaspiegel) (siehe S. 177)	p.o.
Asthma bronchiale	600 mg NAC/d	p.o.
Bronchitis:		
chronische (COPD)	600 mg NAC/d (November-April)	p.o.
Erkältungsbedingt	Viel Flüssigkeit!	
	Erw. und Jgl. > 14 J.: 3 × 200 mg (bzw. 1 × 600 mg) NAC/d	p.o.
	Kdr. 6–14 J. 2 × 200 mg NAC/d	p.o.
	Kdr. 2–6 J. 2–3 × 100 mg NAC/d	p.o.
Krebs (Tumorkachexie)	600–4000 mg/d (labordiagnost. Kontrolle der Glutamin-Plasmaspiegel) (siehe S. 177)	p.o.
Mukoviszidose	KG > 30 kg (Kdr > 6 J., Erw. und Jgl.): 600–1200 mg/d verteilt auf 3 × 200–400 mg NAC/d	p.o.
	Kdr. 2–6 Jahre: 4 × 100 mg NAC/d	p.o.
Paracetamol-Vergiftung	Bolus:140 mg/kg KG, dann 70 mg/kg KG NAC (p.o.) alle 4 h (20 % NAC-Lsg. verdünnt auf 5 % z. B. in Fruchtsaft)	p.o.

Weitere Anwendungsgebiete (p.o.): Prävention Kontrastmittel-induzierter Nierenschäden (2 × 600 mg plus Hydrierung), Schocklunge, HNO-Krankheiten (Otitis media mit Erguss, Sinusitis), Herz-Kreislauf-Erkrankungen (endotheliale Dysfunktion).

stoffwechsel, Glutamin-/GSH-Stoffwechsel, Fettsäure-Synthese, Taurin-Biosynthese.

Möglicher Mangel/erhöhter Bedarf: Erhöhter Bedarf: Alter, Frühgeborene, hohe körperl. Belastung, Stress; Ernährung: Proteinmangel-, Reduktionsdiäten; Erkr.: CED, HIV/AIDS, Krebs, akutes Leberversagen, Trauma, Sepsis, Tumorkachexie.

Mangelsymptome: Cystein-/Glutamin-Plasmaspiegel↓, Glutamat-Plasmaspiegel↑, zelluläre GSH-Depletion (CG-Mangelsyndrom); Kachexie, Harnstoffproduktion↑ (Immunkompetente Muskelzellmasse↓, Körperfett↑); NK-Zell-Aktivität↓, Infektanfälligkeit↑.

Einnahme: Einsatz als Mukolytikum: Zur expektorierenden Wirkung auf ausreichende Flüssigkeitszufuhr (ca. 2 l/d) achten. Einnahme nach den Mahlzeiten.

Anwendungsbeschränkung: Säuglinge und Kleinkinder.

Nebenwirkungen: Sehr vereinzelt Übelkeit, Durchfall, Sodbrennen. Einzelberichte über allerg. Reaktionen (Juckreiz, Exanthem, Bronchospasmen bei hyperreaktivem Bronchialsystem).

Wechselwirkungen: Bei gleichzeitiger oraler Gabe Inaktivierung von Penicillinen, Cephalosporinen, Tetracyclinen (außer Doxycyclin) (Einnahmeabstand ≥ 2 h). Wirksamkeit von Glyceroltrinitrat (GTN)↑ (Vasodilatatorische und thromboyztenaggregationshemmende Wirkung↑). CAVE: Kombination mit Antitussiva – Gefahr des Sekretstaus!

L-Glutamin

Glutamin: Konditionell essentiell (essentiell: Kachexie, Katabolie, Sepsis).

Funktionen: Hauptenergiesubstrat der Zellen des Immunsystems und GIT (Integrität der Darmmukosa); Proteinbiosynthese (Immunkompetente Muskelzellmasse), Regulator der AS-Homöostase; GSH-Präkursor; Säure-Basen-Haushalt (NH_3-Genese, H^+-Fixierung), Aminogruppendonor (z.B. Pyrimidinbiosynthese), ZNS: NH_3-Entgiftung (Glutamat → Glutamin); Genexpression, Hitzeschockproteinsynthese; zellulärer Hydratationszustand, Somatropin (Bildung/Sekretion).

Möglicher Mangel/erhöhter Bedarf: Malnutrition, Chemotherapie (z.B. 5-FU), Cyst(e)in-Mangel, erhöhter Bedarf: Frühgeborene, extreme körperliche Belastung; kataboler Stoffwechsel: AIDS/HIV, CED, akute Infektionen, Leber-/Nierenerkr., Kachexie, Knochenmarkstransplantationen, Polytrauma, Kurzdarmsyndrom, Pankreatitis, Sepsis, SIRS, Verbrennungen; Schädel-Hirn-Trauma (SHT).

Mögliche Mangelsymptome: Muskuläre Glutamin-Depletion, GSH-Depletion (CG-Mangel-Syndrom), körperl. Leistungsfähigkeit↓, Muskelzellverlust, Wasting, GIT: Zottenatrophie, Mukositis, Ulzerationen, bakterielle Translokation; Immunsuppression, Infektanfälligkeit (Bakteriämie, multiples Organversagen, Pneumonie, Sepsis); verlängerte Rekonvaleszenz; Wundheilungsstörungen; Glutamin-Plasmaspiegel ≤ 500 (600) µmol/l.

Hinweis: Glutamin ist in freier Form sehr instabil und eingeschränkt wasserlöslich. Dipeptide wie Alanyl-Glu-

Anwendungsgebiete	Empfohlene Dosierung	Applikation
Leistungssport	10–20 g Glutamin/d, in Form Alanyl-Glutamin- haltiger Sportgetränke (0,15–0,2 g/kg KG).	p.o.
AIDS/HIV-Infektion	Allgemein: 4–10 g/d Bei Enteropathie (Durchfall): 15–20 g/d Bei Wasting:15–40 g/d (z. T. in Kombi mit L-Arginin, β-Hydroxy-β-Methyl-Butyrat (HMB) u. Antiox.)	p.o.
Immunonutrition: Knochenmarkstransplantationen, Therapie hyperkatabolischer sowie hypermetabolischer Zustände (z. B. AIDS, Trauma, Kachexie, Enteritis durch Chemotherapie, Sepsis).	15–40 g Glutamin/d, als Alanyl- bzw. Glycyl-Glutamin (ca. 0,2–0,3 g Glutamin/kg KG/d); Zusatz zu AS-Lösungen im Rahmen enteraler (oder parenteraler) Ernährungsregimes, v. a. in Kombination mit L-Arginin und Ω-3-FS.	p.o., i.v.

tamin oder Glycyl-Glutamin sind gut wasserlöslich und ausreichend stabil, insbes. bei Hitzesterilisation und Lagerung.

Einnahme: Zwischen den Mahlzeiten.

Nebenwirkungen: Glutamin wird i. d. R. sehr gut vertragen. In seltenen Fällen kann Glutamin bei sensiblen Menschen eine manische Stimmungslage und Schlafstörungen verursachen.

Präparateauswahl: Dipeptamin® (N(2)-L-Alanyl-L-Glutamin 20 g = 8,2 g L-Alanin und 13,48 g L-Glutamin/100 ml Infl.).

L-Glutaminsäure (Glutamat)

Funktionen: Dominierender exzitatorischer Neurotransmitter des ZNS, Vorstufe von GABA, Übertragung von Aminogruppen, ZNS: NH_3-Entgiftung (unter Glutaminbildung); Alanin- und Aspartat-Biosynthese (reversible Transaminierung von Pyruvat bzw. Oxalacetat), GSH-Biosynthese, Blutgerinnung (γ-Carboxyglutamat), Harnstoffsynthese (Acetylglutamat).

Anwendungsgebiete	Empfohlene Dosierung	Applikation
Konzentrations-, Merk- und geistige Leistungsschwäche	Erw.: 600–2400 mg/d Kdr.: 600–2000 mg/d	p.o. p.o.

Einnahme: Die Gesamttagesdosis sollte in zwei Einzelgaben (morgens und mittags) eingenommen werden.

Gegenanzeigen: Schwere krankhafte Trieb- und Affektsteigerungen, neurodegenerative Erkrankungen (z.B. Epilepsie, Alzheimer)

Nebenwirkungen: Bei hoher Dosierung können motorische Unruhe und Schlafstörungen auftreten.

Präparateauswahl: Glutamin Verla®, Drg. (1 Drg. = 330 mg L-Glutaminsäure), Glutamin Verla®, GRA (1 Teelöffel = 1,95 g L-Glutaminsäure).

Kreatin (Kr)

Bedeutung: Energiestoffwechsel (Skelett-, Herzmuskulatur, ZNS, Spermien); Kr-Phosphat-ATP-System: anaerob-alaktazides System: ATP-Produktion und -Resynthese in Muskel- und Nervenzellen; Regulierung des aktiven Ionentransportes (Mg^{2+}, Ca^{2+}, Na^{+}, K^{+}), Erregung von Nerven- und Muskelzellen; potentiell ergogener Effekt: Steigerung der anaerob-alaktaziden Leistungsfähigkeit bei kurzen repetitiven Belastungen mit max. Intensität (z.B. Sprints).

Tagesbedarf: Erw. (70 kg KG) etwa 1 bis 2 g Kreatin pro Tag (Eigensynthese u. Nahrungszufuhr je 1 g).

Möglicher erhöhter Kreatinbedarf: fleisch-/fischarme Ernährung, Vegetarier; Guanidinoacetat-Methyltransferase-(GAMT)-Mangel; neuromuskuläre Erkrankungen: Duchenne'sche Muskeldystrophie, Amyotrophe Lateralsklerose (ALS), mitochondriale Zytopathien; schwere körperliche Arbeit, Kraftsport.

Anwendungsgebiete	Empfohlene Dosierung	Applikation
Bodybuilding	■ Ladephase (5 d): 20–30 g/d in 3–4 Einzelgaben	p.o.
	■ Dosisreduktion (5 d): auf ca. 2/3 der Ladephase	p.o.
	■ Training (nur an Trainingstagen): auf ca. 1/3 der Ladephase (z. B. 10 g/d) in 2 Einzelgaben: 45 min. vor und direkt nach dem Training	p.o.
	Wichtig: Regelmäßig Einnahmepausen (ca. alle 4 Wochen)!	
Leistungssport	2–5 g Kreatin-Monohydrat	p.o.

Weitere Anwendungsgebiete (p.o.): Amyotrophe Lateralsklerose (ALS), GAMT-Mangel, Muskeldystrophien (z. B. vom Duchenne-Typ).

Mögliche Mangelsymptome: Kreatin-Depletion des Organismus und des ZNS mit schweren extrapyrimidalmotorischen Störungen (bei GAMT-Mangel); Störungen des mitochondrialen und kardialen Energiestoffwechsel, eingeschränkte körperl. Leistungsfähigkeit (Müdigkeit, Muskelschwäche und -atrophie); Stressanfälligkeit, verminderte Regenerationsfähigkeit.

Hinweis: Ausreichende Flüssigkeitzufuhr. Tagesdosis in 2 Einzelgaben aufteilen. KH mit hohem glykämischen Index steigern muskuläre Aufnahme. Regelmäßige Einnahmepausen!

Anwendungsbeschränkung: Schwere Nierenfunktionsstörungen (Kreatinin!)

Nebenwirkungen: Kurzfristige Einnahme und Einhaltung von Einnahmepausen: keine NW bekannt. Dauerhafte Einnahme: erhöhte muskuläre Krampfanfälligkeit und Wassereinlagerung, reduzierte intrazelluläre Mg-Verfügbarkeit und Störung der Kr-Homöostase möglich. Langfristige hohe Dosierung (z.B. 20 g/d): erhöhte Nierenbelastung möglich.

Wechselwirkungen: Magnesium kann Muskelkrämpfe reduzieren. Coffeinhaltige Getränke können den ergogenen Effekt verringern.

Präparateauswahl: Kreatin Muskel Energator, Pulver (125 g 100% reines Kreatin Monohydrat/Dose), Kreatin Energie Plus (1 g Kreatinmonohydrat/Tbl.), Kreatin Optifit (125 g Kreatin Monohydrat/Dose).

L-Lysin

Funktionen: Kollagen-, Elastin-Biosynthese; Lipidstoffwechsel: Andocken und Aufnahme von LDL über Leberrezeptoren (Lysinreiche LDL-Regionen); Stickstoffbilanz; Hormonstoffwechsel (STH, Insulin); Carnitin-Biosynthese; Immunkompetenz, Metallchelator (Eisen-Bioverfügbarkeit↑).

Empfohlene Zufuhr: Kleinkinder 96 mg/kg KG, Erwachsene 10,5 mg/kg KG.

Möglicher Mangel/erhöhter Bedarf: Erhöhter Bedarf: Neugeborene, Kleinkinder; Ernährung: Reduktionsdiäten, Malnutrition.

Mögliche Symptome: Infektanfälligkeit; Störungen im Aminosäure-, Carnitin- und Fettstoffwechsel.

Anwendungsgebiete	Empfohlene Dosierung	Applikation
Herpes simplex, rekurrierend	Auf argininarme Ernährung achten! ■ Prophylaxe: 0,5–1,5 g Lysin/d (plus 0,5–1 g Vitamin C)	p.o.
	■ Therapie (akut): 3 g Lysin/d (plus 1–3 g Vit. C + Bioflavonoide)	p.o.
Weitere Anwendungsgebiete: Osteoporose, Herz-Kreislauf-Erkr.(?)		

Einnahme: Tagesdosis aufteilen in mehrere Einzelgaben zwischen den Mahlzeiten.

Gegenanzeigen: (?) Lysinämie (Defekt der Lysin-Keto-glutarat-Reduktase): Schwere körperliche und geistige Schädigung bei Neugeborenen.

Nebenwirkungen: In oralen Dosierungen zwischen 0,5 und 5 g sind keine Nebenwirkungen bekannt.

Wechselwirkungen: Kompetitive Hemmung zwischen Arginin und Lysin bei der Resorption.

L-Methionin

Funktionen: Proteinbiosynthese; Methylgruppendonator (SAM): Biosynthese von Carnitin, Phospholipiden (Cholin), Kreatin, Nukleinsäuren (Thymin), Neurotransmittern, Melatonin, ZNS: Regulierung bioelektrischer Vorgänge, Aufrechterhaltung der Membranflüssigkeit; Immunkompetenz; Leber: Xenobiotika-Entgiftung (z.B Paracetamol); Homocyst(e)instoffwechsel; Säure-Basen-Haushalt, Antioxidanz, Präkursor von Cystein und GSH.

Empfohlene Zufuhr: Kleinkinder 39 mg/kg/Kg und Erwachsene etwa 13 mg/kg/KG.

Mangel/erhöhter Bedarf: Erhöhter Bedarf: Neugeborene, Kleinkinder; Ernährung: Proteinmalnutrition, ausschließliche Verwendung von Gelatine bzw. Kollagen bei Abmagerungsdiäten.

Mangelsymptome: Aminosäureimbalancen, gestörte Immunfunktion, Kachexie, Muskelzellverlust.

Anwendungsgebiete	Empfohlene Dosierung	Applikation
Urologie (Harnansäuerung): Bakterienwachtsum↓, Optimierung der Antibiotikawirkung im sauren Urin (z.B. Ampicilline), Infekt- und Phosphatsteine	3 × 500–1000 mg/d, mit etwas Flüssigkeit vor den Mahlzeiten.	p.o.
Chronische Niereninsuffizienz (Hemmung der Guanidinbernsteinsäurebildung, Kompensation des Aminosäuremangels)	2–3 × 500 mg/d	p.o.
Methionin-Belastungstest (Diagnose einer Homocysteinämie)	100 mg/kg KG	p.o.

Weitere Anwendungsgebiete: Paracetamol-Vergiftung, Detoxifikation, Allergien.

Einnahme: Zwischen den Mahlzeiten. Bei Langzeitanwendung auf ausreichende Versorgung mit Folsäure, Vit. B_6 und B_{12} achten (Homocyst(e)in)!

Gegenanzeigen: Azidose, Hyperurikämie, Harnsäure-, Oxalat- und Cysteinsteine, Homocysteinurie, hepatogene Enzephalopathie, schwere Leberfunktionsstörungen.

Nebenwirkungen: Verschiebung des Blut-pH-Wertes (Azidose) möglich, selten Übelkeit, Durchfall, Homocysteinämie. Parenterale Überdosierung (infolge Azidose): Appetitlosigkeit, Übelkeit und Gewichtsverlust.

Wechselwirkungen: Ampicilline, Carbenicilline, Sulfonamiden, Nitrofurantoin und Nalidixin (Wirkung↑, renale Rückresorption↑); L-Dopa (Wirkung↓) bei gleichzeitiger Gabe.

Präparatauswahl: Acimethin®, Tbl. (500 mg L-Methionin/Tbl.)

S-Adenosylmethionin (SAM)

Funktionen: Physiologisch aktive Form von L-Methionin, Methylgruppendonator (Transmethylierungen): Biosynthese von Carnitin, Phospholipiden (Cholin), Kreatin, Nukleinsäuren (Thymin), Neurotransmittern (Adrenalin) und Melatonin; Gehirnzellmembran: Regulierung bioelektrischer Vorgänge, Aufrechterhaltung der Membranflüssigkeit.

Möglicher Mangel/erhöhter Bedarf: AM: Therapie mit L-DOPA; Störungen im B_{12}-Stoffwechsel.

Anwendungsgebiete	Empfohlene Dosierung	Applikation
Entzündliche, degenerative Gelenkerkrankungen (Arthrosen)	1200 mg SAM/d; Initial (Dauer ≤ 7 d): 2 × 200 mg/d	p.o. i.v.
Depressionen (auch Alkohol-induzierte oder bei Parkinson)	800–1600 mg SAM/d (Anfangsdosis: 2 × 200 mg/d)	p.o.
Weitere Anwendungsgebiete (p.o., i.v.): Fibromyalgie, Lebererkrankungen (Zirrhose, Gilbert Syndrom).		

Einnahme: 1/2 h vor der Mahlzeit mit Flüssigkeit.

Nebenwirkungen: Selten Übelkeit, Blähungen, Durchfall, Aufstoßen und Übersäuerung des Magens. In Einzelfällen Schlafstörungen und allergische Exantheme.

Wechselwirkungen: SAM dient bei der Metabolisierung von L-Dopa zu 3-0-Methyl-Dopa als Methylgruppen-Donator (SAM-Depletion).

Präparatauswahl: Rp. Gumbaral®, Tbl. (200 mg Ademetionin/Tbl.), Rp. Gumbaral®, Inj.lsg. (200 mg Ademetionin/Amp.).

Taurin

Funktionen: Antioxidanz (Myeloperoxidase); antiinflammatorisch (TNFα↓); Fettresorption: Bildung von Gallensäurekonjugaten; Detoxifikation (Xenobiotika); Entwicklung des ZNS, der Retina und Herzfunktion; Gehirn: Modulation der Signalübertragung, Zellmembranstabilsierung: Aufrechterhaltung der zellulären Ca-Homöostase, Herz: Positiv inotrop, antiarrhythmisch; Retinafunktion; Immunkompetenz; KH-Stoffwechsel (Glykolyse, Glykogenese); Mg-Haushalt.

Möglicher Mangel/erhöhter Bedarf: Erhöhter Bedarf: Frühgeborene, Kleinkinder, Chemo- und Strahlentherapie, Niereninsuffizienz (Urämie), Infektionen, Sepsis, Katabolie, Trauma, Mangel an Cofaktoren (Vitamin B_6, Cystein, Methionin), Ernährung: TPN.

Mangelsymptome: Immunschwäche, Lungenentzündung, Reperfusionschäden nach Ischämie, Risiko für

Anwendungsgebiete	Empfohlene Dosierung	Applikation
Allgemeine Prävention	200–500 mg/d	p.o.
Diabetes mellitus	500–2000 mg/d	p.o.
Herz-Kreislauf-Erkrankungen (z. B. Herzinsuffizienz, Hypertonie, KHK)	500–4000 mg/d (bei Bypass-OP: Präoperative Taurininfusion)	p.o., i.v.
Makuladegeneration/ Retinitis pigmentosa	500–2000 mg/d (zus. mit Antioxidantien-Kombi)	p.o.
Mukoviszidose	30 mg/kg KG/d	p.o.
Niereninsuffizienz (Urämie)	1000–3000 mg	p.o., i.v..

Weitere Anwendungsgebiete (p.o., i.v.): Immunonutrition (Krebs, AIDS), Gallensteine, Lungenentzündung, Pädiatrie, TPN, Nierenversagen, Alzheimer, Migräne.

Free Radical Diseases↑, Störungen der Gallensäurekonjugation und des Leberstoffwechsels.

Einnahme: Zwischen den Mahlzeiten

Nebenwirkungen: In seltenen Fällen: GIT-Störungen, Schläfrigkeit.

L-Tryptophan

Funktionen: Biosynthese der Coenzyme NAD^+/NADH, $NADP^+$/NADPH (Redoxreaktionen, Atmungskette); Bildung von Niacin, Tryptamin; Proteinbiosynthese, Hirnreifung bei Neugeborenen, Serotonin-Präkursor (5-Hydroxytryptamin), Serotonin: a) ZNS: Stimmungslage, Steuerung der Affektivität, Schlaf-Wach-Rhythmus, Nahrungsaufnahme und Schmerzwahrnehmung b) Epiphyse: Umwandlung von Serotonin in Melatonin.

Empfohlene Zufuhr: Gesunde Erwachsene etwa 3 mg/kg KG, Kleinkinder 19 mg/kg KG pro Tag.

Möglicher Mangel: Mangel-/Fehlernährung, hoher Abbau durch Tryptophan-Pyrrolase der Leber (Umwandlung in Kynurenin), Verdrängung des zerebralen Transportes durch andere AS, Verarmung der Speichervesikel an Serotoinin (z.B. nach Reserpingabe), Störungen der Tryptophanabsorp., Schlafkrankheit, Vit.-B_6-Mangel.

Mangelsymptome: Schlafstörungen; AS-Imbalancen; Psychische Störungen (Depressionen, Depressive Verstimmung, Aggressivität); Proteinkatabolismus; Pellagra (Dermatitits, Diarrhoe, Demenz).

Einnahme: Zwischen den Mahlzeiten (→ KH-reiche Diät erhöht/Proteinreiche Diät reduziert Tryptophanaufnahme ins ZNS). Insulin steigert die Aufnahme von Tyrosin, VKAS, Methionin und Histidin in die quergestreifte Muskulatur. Diese AS konkurrieren mit L-Tryptophan um den Transport durch die Blut-Hirn-Schranke.

Anwendungsgebiete	Empfohlene Dosierung	Applikation
Einschlaf- und Schlafstörungen, chronische Insomnie	0,5–1 (2) g/d, (schwere Schlafstörungen) plus Mg und Vit. B_6. (1/2 h vor dem Schlafengehen)	p.o.
Depressionen, depressive Verstimmungen	0,5–1 g L-Tryptophan, 3 × täglich plus Niacinamid (500–1000 mg)	p.o.
PMS	0,5–1 g L-Tryptophan, 3 × tgl.	p.o.
Tryptophan-Belastungstest (→ Vitamin B_6-Status)	Erw.: 5 g, Kdr.: 100 mg/kg KG	p.o.

Gegenanzeigen: Leber- und Niereninsuffizienz, Karzinoidsyndrom, (Schwangerschaft/Stillzeit: strenge Indikationsstellung).

Anwendungsbeschränkung: Störungen des Aminosäurestoffwechsels.

Nebenwirkungen: Hohe Dosierung: Übelkeit, Schwindel, Schläfrigkeit, Reaktionsvermögen↓.

Wechselwirkungen: Carbamazepin (Tryptophan-Wirkung↑), Phenytoin (Tryptophan-Wirkung↓), trizykl. Antidepressiva, Digitoxin, Lithium-Salze (Wirkung↑), Neuroleptika (gelegentlich reversible Dyskinesien, Parkinson-ähnliche Symptome), Opiate (Toleranzentwicklung↓). **CAVE:** MAO-Hemmer (Serotonin-Syndrom: Hyperthermie, Myoklonie, Tremor, Koma, Schock)!

Präparateauswahl: Rp. Ardeytropin®, Tbl. (500 mg L-Tryptophan/Tbl.).

Verzweigtkettige Aminosäuren (VKAS): **Isoleucin, Leucin und Valin**

Funktionen: Muskulatur: Energiegewinnung, Proteinbiosynthese, AS-Katabolismus↓; Leberfunktion und -protektion; NH_3-Entgiftung (z. B. bei Leberdysfunktion); Insulinsekretion↑, Gluconeogenese, Aktivierung des Alanin-Glucose-Zyklus; NH_3-Entgiftung im Gehirn (Leucin), Inhibierung der Aufnahme aromatischer AS (z. B. Tryptophan) über die Blut-Hirn-Schranke (v. a. Valin).

Empfohlene Zufuhr: Isoleucin (gesunde Erw. 10 mg/kg KG, Kleinkinder 111 mg/kg KG); Leucin (gesunde Erw. 13 mg/kg/KG, Kleinkinder 153 mg/kg KG); Valin (gesunde Erw. 14 mg/kg/KG, Kleinkinder 95 mg/kg KG).

Möglicher Mangel/erhöhter Bedarf: Leberdysfunktion (Leberzirrhose mit hepatischer Enzephalopathie, hepatisches Koma), Polytrauma, Sepsis, physischer Stress, Hochleistungssport; Reduktionsdiäten, Malnutrition.

Mögliche Mangelsymptome: Proteinkatabolismus, Kachexie (negative Stickstoffbilanz); NH_3-Entgiftung↓ (Hyperammonämie), AS-Imbalancen (VKAS/AAS-Quotient↓), zerebrale Funktionsstörungen (Störungen der Neurotransmission).

Anwendungsgebiete	Empfohlene Dosierung	Applikation
Hirnfunktionsstörungen bei chron. Lebererkrankungen (latente/manifeste hepat. Enzephalopathie), Therapie und Prävention	0,3 g VKAS pro kg KG/d (bei 70 kg KG: etwa 21 g/d), zusätzlich Ornithinaspartat (3 × 3 – 6 g/d).	p.o.

Weitere Anwendungsgebiete (p.o., i.v.): Operationen, Traumata, Hepatisches Koma, Sepsis, Lebertransplantationen (parenterale Applikation), Hyperkapnie, Frühgeburten, Phenylketonurie.

Einnahme: Bei Lebererkrankungen mit Flüssigkeit zu den Mahlzeiten.

Gegenanzeigen: Eingeschränkte Nierenfunktion, Ahornsirupkrankheit (VKAS-Abbau gestört).

Wechselwirkungen: L-Tryptophan↓ (Konkurrenz um den Transport durch die Blut-Hirn-Schranke).

Präparateauswahl: Falkamin® Pellets (Leucin/Isoleucin/Valin 3,62/1,45/1,94 g = 7,01 g VKAS/Beutel), Falkamin® Pulver (je 1,1 g Leucin/Isoleucin/Valin = 3,3 g VKAS + AS, Fette, Mineralstoffe und Vitamine).

II Mikronährstoffe in Prävention und Therapie

Alle angegebenen empfohlenen Tagesdosen gelten für die orale Zufuhr falls nicht anders gekennzeichnet.

6 Krankheitsprävention

Eine optimale Versorgung mit essentiellen Mikronährstoffen ist ein wichtiger Baustein effizienter präventiver und komplementärmedizinischer Therapiekonzepte. Die alleinige Substitution von Vitaminen oder Antioxidanzien kann jedoch eine gesunde Lebensführung (Vollwertige Ernährung – Nicht Rauchen – Körperliche Aktivität) nicht ersetzen!!

Ernährungsrichtlinien

Fünf Portionen frisches Obst- und Gemüse täglich. Fettzufuhr (max. 25–30 En%), davon < 10 En% gesättigte FS (SAFA), > 10 En% einfach unges. FS (MUFA, z.B. Olivenöl, Rapsöl) und 7–10 En% mehrfach unges. FS (PUFA). Cholesterin: < 300 mg/d. Proteinzufuhr (15 En%): 0,8 g/kg KG/d; (rotes) Fleisch (≤ 1 ×/Wo.), Seefisch (≥ 2 ×/Wo.). Kohlenhydrate, KH (> 50 En%): komplexe, ballaststoffreiche KH – raffinierte Zucker und Süßigkeiten reduzieren. Ballaststoffzufuhr: > 30 g/d. Regelmäßig 5 bis 6 kleine Mahlzeiten/d. Speisesalz (NaCl): ≤ 6 g/d. Wasserzufuhr: 1,5–2 l/d (z.B. Mineralwasser, grüner Tee). Nahrungsmittelintoleranzen (z.B. Nickel, Kuhmilch-, Sojaeiweiß) meiden. Nicht Rauchen. Alkoholkonsum: ≤ 1 Getränk/d (z.B. 1 Glas Rotwein). Gewichtsnormalisierung (bei Übergewicht: BMI ≥ 25).

Körperliche Aktivität

2–3 ×/Woche: Belastungs- und intensitätsgesteuertes Ausdauertraining (Walking, Schwimmen). Dauer: 45 min. Pulsfrequenz: 120–140/min. bzw. 180 minus Lebensalter.

Hinweis zur Präparateauswahl

Die Auswahl an Mikronährstoff-Präparaten kann durch die rezepturmäßige Herstellung individueller Vitalstoffmischungen in der Apotheke erweitert werden. Zusätzlich besteht für die Apotheke die Möglichkeit Nahrungsergänzungsmittel über Importfirmen für ausländische Arzneimittel zu bestellen.

Dosierungsempfehlungen von Mikronährstoffen der orthomolekularen Medizin zur Krankheitsprävention

Mikronährstoff	Empfohlene Tagesdosis
Vitamin A (Retinol)	2000–5000 I. E.
β-Caroten/Carotinoid-Kplx.	5–20 mg
Vitamin D	200–400 I. E.
Vitamin E	200–500 I. E.
Vitamin K	30–150 μg
Vitamin C	200–500 mg
Vitamin B_1/B_2/B_5/B_6	10–50 mg
Niacinamid	20–200 mg
Vitamin B_{12}	10–50 μg
Folsäure	400–800 μg
Biotin	100–300 μg
Cholin/Inositol	10–100 mg
Mineralstoffe:	
Calcium/Magnesium	500–1200/250–500 mg
Kalium	100–500 mg
Spurenelemente:	
Chrom	50–200 μg
Jod	100–200 μg
Eisen	10–30 mg
Kupfer/Mangan	1–3/2–10 mg
Molybdän	75–200 μg
Selen	70–100 μg
Zink	10–15 mg
Omega-3-Fettsäuren	1–1,5 g
Vitaminoide:	
Coenzym Q 10	15–30 mg
L-Carnitin	200–500 mg
α-Liponsäure	60–200 mg
Bioflavonoide (Quercetin, Rutin)	100–500 mg

7 Mikronährstoffbedarf

7.1 Schwangerschaft/Stillzeit

Ernährung: Wichtig: Schon vor Schwangerschaftsbeginn auf gesunde Ernährung achten, da prägravider Ernährungszustand der Mutter maßgeblich die Fertilität, den Schwangerschaftsverlauf, inkl. Komplikationen (z.B. Frühgestose, (Prä)-Eklampsie), die Geburt und die Stillzeit beeinflusst!

5–6 kleine Mahlzeiten/d, v.a. komplexe KH wie Müsli, frisches Obst, Gemüse, Hülsenfrüchte (Heißhungerattacken↓). Ballaststoffreich, viel Flüssigkeit ca. 2 l/d (Obstipation↓). 1–2 Seefischmahlzeiten/Wo. (Ω-3-FS↑). Milchprodukte. Salzhaltige Speisen/Getränke reduzieren (Ödeme↓). Verzehr von Rohmilchprodukten, Schimmelkäse, rohes Fleisch/Würste (z.B. Salami) vermeiden (Listeriose- und Toxoplasmoserisiko). Lebensmittelhygiene beachten. Übergewicht vermeiden. Regelmäßige, moderate körperliche Aktivität (Risiko für Schwangerschaftsdiabetes↓). Alkohol/Rauchen sind absolut tabu!!

Mikronährstoffe: Neben mäßig erhöhtem Bedarf an Energieträgern (Makronährstoffen), z.T. signifikant erhöhter Bedarf an Mikronährstoffen, v.a. Folsäure, Jod, Eisen, Zink, Calcium, Magnesium, Vitamin D und B_6, Omega-3-Fettsäuren und L-Carnitin.

Präparateauswahl: Zinkorot® 25, Eicotin®, Folbene®, OrthoNatal®, Magnesium Diasporal®, Natabec F, Hämatopan, Femibion Folsäure Plus.

Dosierungsempfehlungen vor/während der Schwangerschaft und Stillzeit

Mikronährstoff	Empfohlene Tagesdosis
Vitamin A	2500–3000 I. E.
β-Carotin	3–5 mg
Vitamin D*	200–400 I. E.
Vitamin K_1	65–150 µg
Vitamin E/C	15–30/100–200 mg
Folsäure*	0,4–1 mg, bereits perikonzeptionell (siehe S. 43)
Vitamin B_1/B_2/B_6	1,5–3/2–3/3–5 mg
Niacinamid	20–30 mg
Pantothensäure	6–30 mg
Vitamin B_{12}	3,5–12 µg
Calcium*/Magnesium*	1000–2000/400–600 mg
Eisen*	50–100 mg (siehe S. 94)
Jod*	200 µg (siehe S. 100)
Zink*	15–25 mg
Chrom	60–100 µg
Selen	70–150 µg
Mangan/Kupfer	2–5/1–2 mg
Molybdän	75–200 µg
Omega-3-Fettsäuren*	1–3 g (siehe S. 119)
L-Carnitin*	0,2–1 g; Risikoschwangerschaften: 2–4 g (siehe S. 69)

* erhöhter Bedarf

Anwendungsgebiete	Empfohlene Dosierung	Applikation
■ Prä-/Eklampsie	4 g $MgSO_4$/15 min., dann: 1–2 g $MgSO_4$/h über Infusionspumpe	i.v.
■ Frühgeburtsbestrebungen	2–8 mmol Mg/h	i.v.

7.2 Säuglingsalter

Ernährung: Stillen bis zum Ende des 6. Lebensmonat (bei hohem Allergierisiko so lange wie möglich). Nach 6. Lebensmonat: Milchmahlzeiten (Muttermilch) durch Beikost (Gemüse-Kartoffel-Fleisch-/Getreidebreie) ergänzen bzw. ersetzen. Kuhmilch ist als Trinknahrung ungeeignet (Kuhmilchproteinallergie, Eisenversorgung↓). 0,5 l Flüssigkeit/d inkl. Muttermilch (z. B. stille, natrium-, nitratarme Mineralwässer). Neue Lebensmittel sukzessive einführen. Lebensmittel mit hohem Allergierisiko meiden (z. B. Kuhmilch, Hühnerei, Soja, Nüsse, Fisch, Weizen). Hydrolysatnahrung (Milchersatznahrung bei Kuhmilchallergie).

Mikronährstoffe: Vitamin-K-Prophylaxe: 2 mg Vitamin K_1 p.o. (am 1. Lebenstag, am Ende der 1. Lebenswoche und am Ende des 1. Lebensmonats); Vitamin D: 400–500 I. E./d (ab der 2. Lebenswo. bis Ende des 1. Lebensjahres, im 2. Lebensjahr v. a. in Wintermonaten); Fluorid: 0,25 mg/d (siehe S. 97); auf ausreichende Versorgung mit Eisen, Omega-3-FS (ca. 500 mg/d) und Vitamin E achten!

7.3 Kindheit und Jugend

Ernährung: Eine gesunde Ernährung in der Kindheit und Jugend ist der Schlüssel zur Vorbeugung ernährungsbedingter Krankheiten im Erwachsenenalter!

Gesunde, abwechslungsreiche Mischkost mit frischem Obst, Gemüse, Kartoffeln und Vollkornprodukten; Proteinquelle v. a. Seefisch (Fleisch, Eier). Reichlich Milch- und Milchprodukte (Calciumquelle!). Übermäßigen Konsum von Nahrungsfett (Fast Food), raffinierten KH (z. B. Süßigkeiten), Phosphat (z. B. Cola) vermeiden.

Regelmäßige körperliche Aktivität. Übergewicht vermeiden.

Mikronährstoffe: Auf ausreichende Versorgung mit Jod (Wachstum), Calcium, Vitamin D (Knochenaufbau), Eisen (Intelligenzentwicklung), Zink (Immunsystem) und B-Vitaminen achten.

Dosierungsempfehlungen für Kinder (ab 4) und Jugendliche

Mikronährstoff	Empfohlene Tagesdosis
Vitamin A	2000–2500 I. E.
β-Carotin	2–5 mg
Vitamin D	200–400 I. E.
Vitamin E	10–50 mg
Vitamin C	70–100 mg
Folsäure	0,3–0,4 mg
Vitamin $B_1/B_2/B_6$	1–5/1–5/2–5 mg
Niacinamid	10–30 mg
Pantothensäure	5–10 mg
Vitamin B_{12}	2–5 µg
Biotin	20–50 µg
Calcium/Magnesium	600/120–200 mg
Eisen	10–20 mg (siehe S. 94 f.)
Jod	100–200 µg
Zink	5–15 mg
Fluor	0,25–1 mg (siehe S. 97)
Mangan/Kupfer	2–5/1–1,5 mg
Chrom/Molybdän/Selen	20–100/50–100/20–60 µg
Omega-3-Fettsäuren*	0,2–0,5 g

* erhöhter Bedarf

Präparateauswahl: Kinder Vitamine, sanostol® Lutschtabletten, Multibionta Tropfen, Multibionta Junior Brausetabl., OrthoImmun G Junior.

7.4 Erwachsenenalter

Empfehlungen zur Ernährung, körperlichen Aktivität und Mikronährstoffzufuhr siehe allgemeine Empfehlungen zur gesunden Lebensführung S. 143 ff.

7.5 Alter

Eine vernünftige Lebensführung und gesunde Ernährung in Verbindung mit einer ausreichenden Zufuhr an Mikronährstoffen bildet die wichtigste Voraussetzung für den Erhalt guter Gesundheit und ein krankheitsfreies Altern.

Ernährung: Vollwertige Ernährung mit Lebensmitteln hoher Nährstoffdichte (siehe S. 143). Erhöhter Eiweißbedarf (Erhalt der Muskelzellmasse, Proteinquelle z.B. Seefisch). Flüssigkeit: $\geq$ 2 l/d. Reichlich komplexe, ballaststoffreiche KH (Darmmotilität↑) sowie Milch- und Milchprodukte (Calcium-reiche Spätmahlzeit, z.B. Joghurt). Magnesium ist ein gutes Abführmittel!

Präparateauswahl: frubiase® Vitamineral, biovital®A-Z ab 50, Sandoz® Synergy, Calcium-D-Sandoz®, frubiase® MINERAL + Zink, ORTHOMOL® IMMUN/VITAL f/M, NutriPlus®, frubiase® 50+.

Dosierungsempfehlungen im Alter

Mikronährstoff	Empfohlene Tagesdosis
Neurotrope Vitamine (Nerven-, Gehirn- und Energiestoffwechsel):	
Vitamin B_1/B_2/B_5/B_6/Cholin/ Inositiol	10–100 mg
Niacinamid	20–200 mg
Vitamin B_{12}	10–50 µg (z. B. 1 mg i.m. alle 3–6 Monate)
Folsäure	0,4–0,8 mg
Biotin	0,1–0,3 mg
Antioxidanzien (Rostschutzmittel der Zellen):	
Vitamin C	200–1000 mg
Vitamin E	500–1000 I. E.
β-Carotin/Carotinoid Kplx	5–20 mg
Coenzym Q10	30–60 mg
Selen	70–100 µg
Kupfer	1–2 mg
Mangan	5–15 mg
NAC/α-Liponsäure	100–200 mg
Immunstimulantien:	
Zink	15–20 mg (Vit. C, B_6 siehe oben)
Knochenwirksame Mikronährstoffe:	
Calcium/Magnesium	1000–2000/300–500 mg
Vitamin D	400–800 I. E.
Vitamin K	80–200 µg
Zink/Kupfer/Mangan	10–15/1–3/5–15 mg
Bor	3 mg
Herzwirksame Nährstoffe:	
Omega-3-Fettsäuren	1–1,5 g (Vit. C, E, CoQ10 siehe oben)
Magnesium	300–500 mg
L-Carnitin	200–500 mg
Kalium	100–500 mg

8 Indikationen von A–Z

Akne

Eine häufig vor allem in der Pubertät auftretende entzündliche Erkrankung der Talgdrüsen, charakterisiert durch entzündete Knoten, Komedonen, Papeln, Pusteln, oberflächlich mit Eiter gefüllte Zysten und zum Teil mit fistelnden und entzündlichen Infiltraten oder Abszessen.

Ernährung: Vollwertige, ballaststoffreiche Ernährung (viel frisches Obst/Gemüse, Rohkost). Verzicht auf: fettreiche Speisen (z. B. Butter, fettes Fleisch, Käse, Schokolade), übermäßigen Konsum einfacher, raffinierter KH (Süßigkeiten), scharfe Gewürze und Alkohol. Nahrungsmittelintoleranzen (z. B. Nüsse, Hefeprodukte) meiden.

Dosierungsempfehlungen bei Akne

Mikronährstoff	Empfohlene Tagesdosis
Zink	20–60 mg (z. B. Histidin, Orotat)
γ-Linolensäure(GLA)	400–1000 mg
Vitamin A	30 000–100 000 I. E. (z. T. mehr, s. auch S. 54 f.) (CAVE: Frauen im gebärfähigen Alter!)
Vitamin E	500–1200 I. E.
Vitamin C	1000–5000 mg
Pantothensäure	5000–10 000 mg
Selen	100–200 µg
Chrom	200–400 µg
Bei PMS zusätzlich:	
Magnesium	300–500 mg (als Aspartat oder Citrat)
Vitamin B_6	50–100 mg

Präparateauswahl: Zinkorot® 25, Epogam® 1000, Evina®, Curazink®, Rp. A-Mulsin®-Hochkonzentrat.

Alzheimer (DAT)

Unter DAT (Demenz vom Alzheimer-Typ) versteht man eine progrediente neurodegenerative Erkrankung des ZNS, – mit unwiederbringlichem Verlust intellektueller und anderen kognitiven Fähigkeiten – die zu einer starken Beeinträchtigung von Alltagsaktivitäten bis hin zur Pflegebedürftigkeit und frühzeitigem Tod führt. Im zerebralen Kortex und in der subkortikalen grauen Substanz ist eine große Anzahl an senilen Plaques (Amyloid-β-Protein) und aus Tau-Protein bestehende Neurofibrillen nachweisbar.

Dosierungsempfehlungen bei DAT

Mikronährstoff	Empfohlene Tagesdosis
Vitamin C	1000–3000 mg
Vitamin E	1000–2000 I. E.
α-Liponsäure	600 mg
Vitamin-B-Kplx	50–100 mg
Folsäure (Vitamin B_1	1–5 mg 3000–8000 mg)
Benfotiamin	150–300 mg
Vitamin B_{12}	1. Wo.: 1 mg/d (i.m.) dann: 0,5–1 mg/3 Mo. (i.m.)
Coenzym Q10	60–300 mg
Phosphatidylserin	300 mg, 3 × 100 mg/d
Omega-3-Fettsäuren	1,5–4 g
(N-Acetyl)-L-Carnitin	2000–6000 mg
Selen	100–400 µg
Zink	10–15 mg (z. B. Aspartat, Orotat)
Zusatzempfehlung:	
Ginkgo biloba (Egb 761)	120–240 mg (z. B. 3 × 80 mg/d)
Pyritinol (B_6-Derivat)	600 mg

Ernährung: Aluminium belastete Lebensmittel/Fertigprodukte (z.B. löslicher Kaffee in der Tüte) meiden! Oxidativer Stress, Störungen im Glucose- und/oder Energiestoffwechsel des ZNS sowie die Bildung von Proteinglykosilierungsprodukten spielen eine ätiopathogenetische Schlüsselrolle. Eine gesunde, cholesterinarme Ernährung, reich an Antioxidanzien (frisches Obst/Gemüse, Five-a-day) und B-Vitaminen ist daher für die Prävention besonders wichtig (siehe S. 143).

Präparateauswahl: Mowiwit® Vitamin E 1000, Thiogamma® 600, Encephabol® forte 200, Ameu®, Medivitan® N-Amp.

Arteriosklerose (KHK)

Allgemeine Bezeichnung für Gefäßkrankheiten, bei denen die arterielle Wand verdickt ist und an Elastizität verliert. Die Atherosklerose ist durch unregelmäßige subintimale Verdickungen (Atherome) in den mittleren und großen Arterien charakterisiert, die den Blutfluss reduzieren und das Gefäß vollständig verschließen können (Herzinfarkt/Schlaganfall). Die koronare Herzkrankheit (KHK) ist eine Koronarinsuffizienz infolge einer stenosierenden Arteriosklerose der Herzkranzgefäße.

Kardiovaskuläre Risikofaktoren: Dyslipoproteinämie (Lp (a), GC, LDL-C, TG↑, HDL-C↓), ox. LDL, Hyperinsulinämie (Diabetes mellitus), Hypertonie, Übergewicht (Bewegungsmangel), Homocyst(e)inämie (≥ 10 µmol/l), Magnesium-/Antioxidanzienmangel (endotheliale Dysfunktion), Rauchen, Alkohol, C-reaktives Protein (CRP)↑, Hyperfibrinogenämie, Infektion mit Chlamydia pneumoniae.

Ernährung: (siehe auch S. 143) SAFA-Zufuhr senken, MUFA-Zufuhr (Olivenöl, Rapsöl) erhöhen. Cholesterin: < 200 mg/d; 2–3 ×/Wo. Seefisch (1 ×/Wo. Fleisch); Komplexe, ballaststoffreiche KH (Ballaststoffe: > 30 g/d), reichlich frisches Obst/Gemüse („Five-a-day"); Nicht Rauchen! Alkoholkonsum reduzieren (≤1 Getränk/d, z. B. 1 Glas Rotwein); Gewichtsnormalisierung (körperliche Aktivität!).

Präparateauswahl: Eicosan 750, Folbene®, magnerot®-classic, OxyLyc®, ORTHOMOL®COR plus, MAGNESOROT®240, Cuvital®, Cardiowell®, Trophosan-Cardiobalance®.

Dosierungsempfehlungen bei Arteriosklerose/KHK und deren Begleiterkrankungen

Anwendungsgebiete	Mikronährstoff	Empfohlene Tagesdosis
Arteriosklerose und KHK	Vitamin C/E	500–3000 mg/ 400–1000 I. E.
	β-Carotin/Carotinoid-Kplx (Lycopin)	5–30 mg (2–15) mg
	Vitamin B-Kplx	50–100 mg
	Folsäure	0,8–1 mg
	Magnesium/Kalium	300–800/200–500 mg
	Selen	100–300 µg
	Chrom	100–200 µg
	Zink	15–25 mg
	Ω-3-Fettsäuren	1–3 g
	Taurin	500–4000 mg
	N-Acetyl-Cystein	150–600 mg
	L-Arginin	500–6000 mg
	Bioflavonoide	500–1000 mg
Bei Begleiterkrankungen:		
Dyslipoproteinämie		
■ Erhöhte Triglycerid (TG)-Spiegel	Ω-3-Fettsäuren	1,5–6 g
	L-Carnitin	1–4 g
■ Erhöhte GC-, LDL-C, Lp(a) u./o. Triglycerid-, niedrige HDL-C-Spiegel	Nicotinsäure (Niacin)	initial: 3 × 50 mg, Ziel: 1–3 (6) g
	Inositolnicotinat	3 × 800 mg
Hyperhomocyst(e)inämie (≥10 µmol/l)	Folsäure/Vitamin B_6/B_{12}	0,8–5/5–250 mg/ 50–100 µg
Optimierung des myokardialen Energiestoffwechsels	L-Carnitin/Coenzym Q10	500–4000/60–300 mg
	Magnesiumorotat/Vitamin B_1	1000–1500/50–300 mg (Thiamin, Benfotiamin)

Asthma bronchiale

Chronisch entzündliche Lungenerkrankung, die durch reversible Atemwegsobstruktion und Hyperreagibilität des Bronchialsystems gegenüber einer Vielzahl von Reizen (z. B. Pollen, kalte Luft, Stress, Tabakrauch) gekennzeichnet ist.

Ernährung: Lebensmittelallergene (z. B. Nüsse, Milchprotein), Nahrungssulfite und sonstige Intoleranzen meiden. Kochsalzkonsum minimieren. 1–2 Esslöffel kaltgepresstes Leinsamenöl/d.

Mikronährstoffe. Auf ausreichende Versorgung mit Vitamin C, B_6 und Magnesium achten.

Dosierungsempfehlungen bei Asthma bronchiale

Mikronährstoff	Empfohlene Tagesdosis
Vitamin C	2–5 g (p.o.) 7,5–15 g (i.v.) z. B. 1–2 ×/Wo.
Vitamin E	200–500 I. E.
Zink	15–25 mg (z. B. Histidin, Orotat)
N-Acetylcystein (NAC)	600 mg (3 × 200 mg)
Omega-3-Fettsäuren	1,5–4 g
Magnesium	300–500 mg (z. B. als Aspartat, Orotat) (leichte Asthmaanfälle: Infusionen mit Mg-Sulfat: 10–15 mmol Mg/20–30 min.)
β-Carotin/Carotinoid Kplx.	15–30 mg
Vitamin B_6	50–200 mg
Vitamin B_{12}	100–500 µg (p.o.) oder: 1000 µg i.m./Wo.)
Vitamin B-Komplex	25–50 mg (B_3 als Niacin)

Präparateauswahl: Rp. ACC 200/-LONG, Eicosan® 750, Curazink®, Vitamin C Injektopas® 7,5 g, Cebion® ret. 500.

Bluthochdruck

Als Bluthochdruck wird jede die Norm überschreitende, anhaltende Steigerung des arteriellen Blutdrucks bezeichnet (Eine Senkung des diastolischen Blutdrucks um 7,5 mm Hg senkt das Schlaganfall-Risiko um 45 %, das koronar-ischämische Risiko um 30 %!).

Blutdruckklassifikation

Kategorie	Blutdruckwert	
	systolisch (mm/Hg)	diastolisch (mm/Hg)
Optimal	< 120	< 80
Normal	< 130	< 85
Hoch-normal	130–139	85–89
Hypertonie (Stadium):		
Milde (I)	140–159	90–99
Mittelschwere (II)	160–179	100–109
Schwere (III)	≥ 180	≥ 110

Ernährung: Gewichtsnormalisierung (Übergewicht → Insulinresistenz → Hypertonie). Fettzufuhr reduzieren (pflanzl. Öle mit hohem Anteil an MUFA und PUFA verwenden). NaCl-Aufnahme↓ (< 6 g/d); Alkoholkonsum↓ (≤ 1 Getränk/d, z.B. Rotwein). Nikotinverbot. Zufuhr Kalium-, Magnesium-, Calcium- und Ballaststoffreicher (> 30 g/d) Lebensmittel erhöhen. Regelmäßige körperliche Aktivität (Katecholaminabschirmung, Stresstoleranz↑) (s. auch S. 143 f.).

Präparateauswahl: Evina®, Kalinor®, Eicosan® 750, Magium® K/-K forte, Tromcardin® forte.

Dosierungsempfehlungen bei Bluthochdruck

Mikronährstoff	Empfohlene Tagesdosis
Vitamin C	500–3000 mg
Vitamin E	400–1000 I. E.
Coenzym Q10	60–150 mg
Lycopin	15–30 mg
Folsäure	0,8–1 mg
Vitamin-B-Komplex	20–50 mg
Magnesium	400–800 mg
Kalium	2000–5000 mg[1]
Calcium	1000–1500 mg
Omega-3-Fettsäuren	1,5–6 g
Taurin	2000–4000 mg

1 Wechselwirkung (CAVE): Digitalis, ACE-Hemmer, K^+-sparende Diuretika.

Bronchitis, chronische (Chronisch obstruktive Lungenerkrankungen, COPD)

Lungenerkrankung, die durch chron. Bronchitis (o. Emphysem) und im Allgemeinen durch exzessive Schleimproduktion, Husten sowie progredienter Atemwegsobstruktion und Verschlechterung der Lungenfunktion (FEV_1↓) gekennzeichnet ist. Patienten mit COPD leiden vor allem in den Wintermonaten häufig an einer Verschlimmerung des Krankheitsverlaufs, so genannten Exazerbationen.

Ernährung: Malnutrition („pulmonale Kachexie") infolge erhöhter Atemarbeit liegt bei bis zu 50% der COPD-Patienten vor und sollte wegen der schlechten Prognose (Verdopplung der Mortalität) kompensiert werden (Energiezufuhr bei unterernährten Patienten: ca. 45 kcal/kg KG). Generell auf gesunde, vollwertige Ernährung und ausreichend Flüssigkeit achten (siehe S. 143). Wichtigste Präventivmaßnahme: NICHT Rauchen! Jährliche Grippeschutzimpfung beachten!

Mikronährstoffe: Kritische Mikronährstoffe: Antioxidantien (z. B. Vitamin C, NAC). COPD ist mit gestörter Radikalhomöostase und GSH-Depletion im epithelialen Flüssigkeitsfilm der Lunge assoziiert.

Präparateauswahl: Rp. ACC LONG, Vitamin C Pulver, 100 g, Cetebe®, Eicosan® 750, Evina®.

Dosierungsempfehlungen bei chronischer Bronchitis (COPD)

Mikronährstoff	Empfohlene Tagesdosis
N-Acetyl-Cystein	600 mg (November–April)
Vitamin C	1000–5000 mg
Vitamin E	200–500 I. E.
Selen	100–200 µg
Omega-3-Fettsäuren	1,5–4 g

Chronisches Müdigkeitssyndrom (Chronic Fatigue Syndrome, CFS)

Das CFS beschreibt eine ätiologisch ungeklärte lang anhaltende oder intermittierende Müdigkeit (≥ 6 Monate), die neu oder zu einem bestimmten Zeitpunkt aufgetreten ist, sich durch Ruhe nicht wesentlich bessert und zu einer deutlichen Beeinträchtigung der Arbeits- und Leistungsfähigkeit führt. Mögliche Ursachen: Psychische Störungen, chron. Virusinfektionen, allergische Reaktionen. Symptome: Schwere Abgeschlagenheit, Kopf-, Muskel-, Gelenk- und Halsschmerzen, vergrößerte Lymphknoten, Fieber, Schlafstörungen.

Ernährung: Vermeidung von Nahrungsmittelallergenen, Verzicht auf Alkohol, einfache Zucker (Süßigkeiten), Coffein und Zigaretten, ausreichende Flüssigkeitszufuhr (2–3 l Wasser/d) und regelmäßige körperliche Aktivität.

Mikronährstoffe: Grundlage hochdosierte Multivitaminmineralstoffkombination (siehe S. 145).

Dosierungsempfehlungen bei CFS

Mikronährstoff	Empfohlene Tagesdosis
Vitamin C	500–3000 mg
Vitamin B-Komplex	20–100 mg
Vitamin E	500–1000 I. E.
L-Carnitin	1000–3000 mg
Coenzym Q10	60–100 mg
Magnesium	200–600 mg (als Citrat, Orotat, Aspartat)
(Kreatin	2–5 g)
Zusatzempfehlung:	
Johanniskraut-Extrakt	600–900 mg

Darmerkrankungen, chronisch entzündliche (CED)

Chron. rezidivierende Entzündung des GIT unklarer Ätiologie, auf der Grundlage einer fehlgesteuerten Immunreaktion. Zu den chron. entzündlichen Darmerkrankungen zählen M. Crohn und Colitis ulcerosa. Symptome: Durchfall, Bauchschmerzen, Gewichtsverlust. Colitis ulcerosa: Beschränkt auf Darmmukosa, beginnt distal im Rektum, breitet sich oralwärts aus; häufig nur Befall des distalen Kolons, in 10 % der Fälle gesamter Kolon (Risiko für Kolonkarzinom↑); Symptome: blutige Durchfälle wechselnder Intensität und Dauer. M. Crohn: Granulomatöse Entzündung der gesamten Darmwand; Folgen: Fistel- und Abszessbildung. 2/3 aller CED-Patienten weisen Gewichtsverlust und Mikronährstoffmängel auf!

Ernährung: Ausgewogene, ballaststoffreiche, an raffinierten KH arme Ernährung (ballaststoffarm bei hoch sitzende Fisteln, Stenosen). Lebensmittelintoleranzen (Lactose, Weizen, Citrusfrüchte) meiden. Proteinquelle: fetter Seefisch; Malnutrition/Kachexie: Verbesserung des Ernährungsstatus. Im akuten Schub, bei Fisteln: enterale (o. parenterale) Ernährung. Morbus Crohn a) akuter Schub: Energie-: 40–45 kcal/kg KG, Eiweißbedarf: 1,2–1,5 g/kg KG b) Remission: Energie-: 30–35kcal/kg KG, Eiweißbedarf: 1 g/kg KG, leichte Vollkost, MCT-Fette bei Steatorrhö, enterale Trinklsg. zur Energie- und Nährstoffversorgung. Colitis ulcerosa a) akuter Schub: Ballaststoffarm. Energiebedarf (35–40 kcal/kg KG), kleine, häufige Mahlzeiten b) Remission: Ballaststoffreiche Vollkost, Nahrungsmittelintoleranzen (z.B. Lactose, Kohl) meiden!

Mikronährstoffe: Kritische Mikronährstoffe: Vitamin A, D, E, K, B_{12}, Folsäure, Calcium, Zink und Eisen.

Dosierungsempfehlungen bei CED

Mikronährstoff	Empfohlene Tagesdosis
Vitamin A	5000–25 000 I. E.
β-Carotin/Carotinoid-Kplx	15–30 mg
Vitamin D	400–800 I. E. (zum Teil mehr!)
Vitamin E	500–1000 I. E.
Vitamin K	100–400 µg
Vitamin C	500–3000 mg
Vitamin-B-Komplex	50–100 mg
Vitamin B_{12}	100–500 µg (**besser:** 1 mg i.m. alle 3–4 Monate!)
Folsäure	400–1000 µg
Calcium/Magnesium	500–1200/300–500 mg (z. B. Aspartat, Orotat)
Eisen	15–20 mg (bei Mangel, v. a. Colitis ulcerosa!)
Zink	20–30 mg (z. B. Orotat, Histidin)
Selen	100–200 µg
Omega-3-Fettsäuren	2,5–6 g
Quercetin/Rutosid	400–1.200 (z. B. 3 × 400 mg/d 1/2 h vor dem Essen)
Bei **Malnutrition/Kachexie zusätzlich:**	
L-Glutamin (Alanyl- bzw. Glyzyl-Glutamin)	15–40 g
L-Arginin	15–30 g
N-Acetylcystein	600–4000 mg

Bei Colitis ulcerosa ist topische Behandlung (Klysmen) mit kurzkettigen FS (z. B. Natriumbutyrat) möglich.

Präparateauswahl: Elemental 028 (Trinknahrung), Biosorb MCT, KIMUN®, zinkotase®, Ω 3 EPA MAX®.

Diabetes mellitus und metabolisches Syndrom

Endokrin-metabolische Erkrankung, die durch einen absoluten (Typ I) oder relativen Insulinmangel u./o. verminderter Insulinwirkung (Typ-II-Diabetes) mit chronischer Hyperglykämie gekennzeichnet ist (≥ 90 % sind Typ-II-Diabetiker). Vorstufe des manifesten Typ-II-Diabetes ist das metabolische Syndrom, ein komplexes Bindungsgefüge verschiedener kardiovaskulärer Risikofaktoren: Insulinresistenz, Adipositas, Hyperlipidämie (TG, LDL-C↑, HDL-C↓) und Hypertonie (gemeinsame Ursache = Hyperinsulinämie).

Ernährung: Körpergewicht (BMI: 18,5–25 kg/m^2) normalisieren! 3–4 Mahlzeiten/d (übergewichtiger Typ-II-Diabetiker), reich an komplexen KH und Ballaststoffen (40–50 g/d); Reduktion der Zufuhr gesättigter FS (SAFA < 10 En% bzw. ≤ 8 En% bei hohem LDL-C), zugunsten der KH- und MUFA-Zufuhr: KH 40–50 En%, MUFA 15–30 En% (= 60–70 En% aus KH und MUFA), PUFA 7–10 En%; Cholesterin: < 300 mg/d; Proteine: 10–15 En% bzw. < 0,8 g/kg KG (Nephropathierisiko↓); Salzkonsum: < 6 g/d; 2–3 Seefischmahlzeiten/Wo; Regelmäßige körperliche Aktivität (Insulinresistenz↓).

Präparateauswahl: Diabetiker Vitamine, Milgamma®, Cetebe®, Diazink, Difrarel® 100, Eicosan® 750, Mowineuron®, Thiogamma® 200/300/600, OxyLyc®, Vitamin C 500/1000, Zinkamin-Falk®, Diabetowell®, Trophosan-Cardiobalance®.

Dosierungsempfehlungen bei endokrin-metabolischen Insulin-Erkrankungen

Anwendungsgebiete	Mikronährstoffe	Empfohlene Tagesdosis
Diabetes mellitus und metabolisches Syndrom	Vitamin C	1000–3000 mg (über den Tag verteilt)
	Vitamin E	500–1800 I. E.
	β-Carotin/Carotinoid-Kplx (Lycopin)	5–20 mg (2–15 mg)
	Vitamin-B-Kplx	50–100 mg (B_1 z. B. als Benfotiamin)
	Niacinamid	50–200 mg (Typ-I-Neumanifestation: 3000 mg/d)
	α-Liponsäure	200–600 mg
	Folsäure	0,4–1 mg
	Biotin	0,3–15 mg
	Magnesium	300–800 mg (z. B. Orotat, Aspartat)
	Zink	15–25 mg (Wundheilungsstörungen: 25–50 mg/d)
	Chrom	200–500 µg
	Mangan	5–30 mg
	Selen	100–200 µg
	Coenzym Q10	30–120 mg
	L-Carnitin	250–500 mg
	Bioflavonoide/Anthocyane	200–1000 mg/200–300 mg
Bei Zusatzdiagnose:		
Poly-/Neuropathien	α-Liponsäure	Akut: 600–(1200) mg/d (i.v.) 7–14 d (Kurzinfusion) Dauertherapie: 600–1200 mg/d (p.o.)
	Benfotiamin	150–300 mg/d (p.o.)
	γ-Linolensäure (GLA)	400–600 mg/d (mit Vitamin E)
Hyperlipidämie (v. a. Triglyceridämie)	Ω-3-Fettsäuren	1,5–4 g/d
	[Inositolhexanicotinat (Niacin)]	2,4 (1,5–3) g/d Wichtig: Kontrolle der Glucosetoleranz!
	L-Carnitin	1000–4000 mg
	Pantethin	3 × 300 mg (900 mg)

Entgiftung (Schwermetalle)

Schwermetalle (Cadmium, Blei, Quecksilber) verdrängen aufgrund ihrer hohen Affinität zu SH-Gruppen essentielle Spurenelemente (Zink, Selen) aus dem Aktivitätszentrum von Proteinen. Folge: Enzymatische Dysfunktion (z.B. GSH-Px). Hauptablagerungsorte für Schwermetalle sind Nieren, Leber, Pankreas und ZNS. In Abhängigkeit der Belastungshöhe und -dauer können neben unspezifischen Symptomen (Kopfschmerzen, Konzentrationsstörungen) auch endokrine (→ Infertilität), immunologische (→ Immunschwäche), neurologische und psychische Störungen bis hin zu Organschäden (z.B. Niere, Leber) auftreten.

Dosierungsempfehlungen bei Schwermetallbelastung

Mikronährstoff	Empfohlene Tagesdosis
Selen	Morgens: Initial (4 Wochen): 200 µg (z.B. Na-selenit) Dauertherapie: 100–200 µg
Zink	Abends: Initial (4 Wochen): 25–50 mg Dauertherapie: 15–25 mg
(N-Acetyl)-Cystein/ Methionin	500–1000 mg
α-Liponsäure	200–600 mg
Vitamin C	500–2000 mg
Vitamin E	200–500 I.E.
Vitamin B_6	20–50 mg
Magnesium	200–500 mg
Calcium	500–800 mg

Mögliche Schwermetallquellen: Autoabgase (Blei), Bleirohre, Aluminium-haltige Antazida, Pfannen/Töpfe aus

Aluminium; Instantkaffee aus der Tüte, Konservendosen, Innereien, Fisch, Muscheln, Schalentiere; Pestizide, Zahnfüllungen aus Amalgam (Quecksilber), Zigaretten (Cadmium).

Mikronährstoffe: Zur Detoxifikation von Schwermetallen werden vor allem Selen und Zink sowie die schwefelhaltigen Verbindungen NAC, Methionin und α-Liponsäure eingesetzt. Chelatoren nicht zusammen mit Spurenelementen oder Mineralstoffen geben (Einnahmeabstand!).

Präparateauswahl: zinkotase®, Rp. selenase®, zinkorot® 25, selemun®.

Epilepsie

Der Begriff Epilepsie charakterisiert eine anfallsartig, chronisch rezidivierende Störung der Hirnfunktion, die auf einer gesteigerten Erregbarkeit zerebraler Neurone sowie erniedrigter Krampfschwelle beruht und sich in kurz andauernden abnormen motorischen Reaktionen (z. B. tonische Krämpfe, Zuckungen) und/oder modifizierter Bewusstseinslage äußert.

Ernährung: Nahrungsmittelintoleranzen (Eliminationsdiät), v. a. bei Kindern meiden (s. auch Ernährungsempfehlungen S. 143).

Dosierungsempfehlungen bei Epilepsie

Mikronährstoff	Empfohlene Tagesdosis
Vitamin E	500–1500 I. E.
Vitamin C	500–2000 mg
Vitamin D	400–1000 I. E.
Calcium	500–1000 mg
Vitamin-B-Kplx	5–20 mg
Folsäure	**≤ 1 mg! (→ Phenytoin-Wirkspiegel ↓)**
Mangan	10–30 mg
Selen	100–200 µg
Zink	15–20 mg
L-Carnitin	500–3000 mg (→ Valproinsäure-Therapie!)
Magnesium	300–500 mg
Pyridoxin-abhängige	10–30 mg Pyridoxin/kg KG/d (p.o.)
Krampfanfälle (Kindheit)	(50–100 mg Pyridoxin, i.v.)

Mikronährstoffe: Kritische Mikronährstoffe: Vitamin D, Calcium, B-Vitamine (CAVE: Pyridoxin senkt in pharmakologischen Dosen den Wirkspiegel von Phenytoin und Phenobarbital!). Antioxidanzien wie Vitamin E können die medikamentöse Therapie günstig beeinflussen.

Präparateauswahl: Evina®, Calcium Sandoz® D, Optovit® fortissimum, Vigantoletten® 500/1000, Vitamin-B-Kplx forte ratiopharm®.

Erkältungskrankheiten

Sinusitis, Laryngitis und Heiserkeit zählen zu den Erkältungskrankheiten

Der gewöhnliche grippale Infekt mit Husten, Schnupfen, Kopf-, Hals- und Gliederschmerzen ist eine der häufigsten Erkrankungen in der Allgemeinarztpraxis. Erwachsene leiden etwa zwei- bis viermal pro Jahr an einer Erkältung, Kinder sechs- bis zehnmal. Ursache der meisten Erkältungskrankheiten ist eine Virusinfektion (Übertragung per Tröpfcheninfektion, höflicher Händedruck). Rhinoviren aus der Gruppe der Picornaviren sind maßgeblich an der Inzidenz und Prävalenz von Erkältungskrankheiten beteiligt.

Dosierungsempfehlungen bei Erkältungskrankheiten

Mikronährstoff	Empfohlene Tagesdosis
Prävention:	
Vitamin C	200–500 mg/d (plus Bioflavonoide z. B. Quercetin)
Zink	15–25 mg/d (z. B. Aspartat, Histidin)
(Mikronährstoff-Kombi	siehe Mikronährstoffempfehlungen Seite 145)
Therapie: Beginn: innerhalb der ersten 24 h nach Auftreten der ersten Erkältungssymptome!	
Vitamin C	oral: 1000–6000 mg (z. B. 3 × 2 g/d, in O-Saft), 5–7 d! parenteral: 1–7,5 g Inj./Inf. (z. B. 3–5 ×/Woche)
Zink	5–6 × 10 mg/d als Lutschtbl. (o. Brausetabl. zum Gurgeln!), 5–7 d
Vitamin A	5000–10 000 I. E.
L-Carnitin	500–3000 mg

Ernährung: Viel Flüssigkeit (2–3 l/d, Sekretfluss↑), z. B. heißer Früchtetee, frische Säfte, reichlicher Verzehr von frischem Obst und Gemüse (v. a. Ananas, Orangen, Kiwi), körperliche Überanstrengungen vermeiden (keine Sauna, kein Sport)!

Mikronährstoffe: Kritische Mikronährstoffe: Vitamin C und Zink.

Präparateauswahl: Zink 10 + C (Lutschtabl.), Vitamin-C-Pulver (100 g), Zinkit® (10 mg Zn/Brausetabl.), Vitamin C 1000 (5 ml Injl.), Vitamin-C-Injektopas® (7,5 g/ 50 ml).

Haarausfall und brüchige Nägel

Der gesunde Mensch verliert täglich zwischen 70 und 100 Haare. Von Haarausfall (Effluvium) spricht man, wenn über mehrere Wochen hinweg > 100 Haare pro Tag ausfallen. Die Haar und Nagel bildenden Zellen werden über den Blutweg mit Nährstoffen versorgt. Neben Arzneimitteln, hormonellen Störungen (Hyo-/Hyperthyreose), umweltbedingten Schäden (Schwermetalle) spielen auch nutritive Faktoren bei Störungen des Haar-/Nagelwachstums eine Rolle.

Dosierungsempfehlungen bei Haarausfall und brüchigen Nägeln

Mikronährstoff	Empfohlene Tagesdosis
Zink	15–25 mg (> 6 Monate)
Biotin	2,5–5 mg (≥ 6 Monate)
Eisen	50–100 mg (nur bei nachgewiesenem Mangel; Ferritin-Grenzwert: ≤ 40 µg/l).
Vitamin-B-Komplex	50–100 mg (v. a. B_6)
L-Cystein/NAC, L-Methionin	100–200 mg
Vitamin A	3000–7500 I. E.
Vitamin E	200–500 I. E.
Pantothensäure (Ca-Pantothenat)	100–1000 mg
Vitamin C	200–500 mg
Kupfer	1–3 mg
Selen	100–200 µg
Jod	100–200 µg

Ursachen: Ernährung: Mangel-/Fehlernährung (Anorexia nervosa, Bulimie); Proteinmangel, restriktive Diäten; Mangel an essentiellen Fettsäuren, Eisen, Zink, Biotin, Kupfer, Vitamin A und schwefelhaltigen Aminosäuren (Cystein). Orale Kontrazeptiva mit Gestagenen, die androgener Partialwirkung besitzen (z. B. Norgestrel, Levonorgestrel, Norethisteronat).

Präparateauswahl: Biotin-ratiopharm® 5, Zinkorot® 25, Gabunat®, Gelacet®, Pantovigar® Kps., Vitamin-B-Komplex forte ratiopharm®, Bioro®.

Herpes simplex

Herpes simplex ist eine durch humanpathogenen Herpesviren (HSV-1) ausgelöste Viruserkrankung der Haut und Schleimhäute mit hoher Rezidivrate. Schätzungsweise sind über 75% der pubertären Jugendlichen und über 90% der Erwachsenen mit HSV-1 durchseucht. Auslöser eines Rezidivs sind häufig Sonnenbäder, Fieber, Stress und/oder hormonelle Veränderungen (z.B. Menses).

Ernährung: Gesunde ausgewogene Ernährung (siehe Ernährungsempfehlungen S. 143). Übermäßigen Verzehr Arginin-reicher Lebensmittel (z.B. Haselnüsse, Schokolade) vermeiden.

Mikronährstoffe: Wichtige Mikronährstoffe: Vitamin C, Zink, L-Lysin.

Dosierungsempfehlungen bei rekurrierenden Herpes simplex-Infektionen

Mikronährstoff	Empfohlene Tagesdosis
Vitamin C	Prophylaxe: oral: 0,5–1 g Therapie: oral: 1–3 g (mit Bioflavonoiden 0,5–2 g) parenteral: 7,5–30 g/Infusion
Zink	Prophylaxe: oral: 15–20 mg (z. B. Orotat, Histidin) Therapie: oral: 30–50 mg lokal: Zinksulfat Gel (4 × tägl.)
L-Lysin	Prophylaxe: 500–1500 mg Therapie: 3000 mg
Vitamin E	500–1000 I. E. (auch lokal)

Präparateauswahl: Zinkotase®, Cetebe®, Vitamin-C-Injektopas®, Virudermin® Gel, Pexan® E 600 I. E.

HIV-Infektion und AIDS

Eine durch Infektion mit humanpathogenen Retroviren (HIV-1/-2) verursachte Immunschwäche, die durch progredientes Versagen der zellulären Immunabwehr (Zerstörung der T-Helferzellen) gekennzeichnet ist. Das Endstadium der Erkrankung (Vollbild von AIDS) ist auf-

Dosierungsempfehlungen bei HIV-Infektion und AIDS

Mikronährstoff	Empfohlene Tagesdosis
Vitamin A	2500–7500 I. E.
β-Carotin/Carotinoid-Kplx	15–30 mg
Vitamin E	500–800 I. E.
Vitamin C	1–15 g (p.o.) 7,5–15 g (i.v.) z. B. 1–4 × pro Monat
Vitamin-B-Komplex	50–100 mg (Vitamin B_3/B_6: 50–200 mg)
Pantothensäure	50–500 mg
Vitamin B_{12}	50–100 µg besser: 1 mg, i.m. (alle 1–3 Mo.)
Folsäure	0,4–1 mg
Calcium/Magnesium	1000–1500/300–600 mg
Selen	100–300 µg
Zink	15–20 mg (z. B. als Orotat)
Coenzym Q10	60–200 mg
L-Carnitin	500–4000 mg
α-Liponsäure	150–450 mg
N-Acetyl-Cystein (NAC)	600–4000 mg (Kontrolle der Cystein-/ Glutaminplasmaspiegel!)
L-Glutamin	4–10 g; bei HIV-induzierte Enteropathie: 15–20 g (p.o.); bei Wasting: 15- 40 g/d (als Alanyl- oder Glyzyl-Glutamin)
Omega-3-Fettsäuren	1,5–4g
Bioflavonoide (Quercetin)	500–1000 mg

grund der erhöhten Infektanfälligkeit mit dem vermehrten Auftreten opportunistischer Infektionen (z.B. Pneumocystis carinii), Malignomen (Kaposi-Sarkom) und schweren neurologischen Störungen assoziiert.

Ernährung: Wichtig! Schon im Frühstadium der HIV-Infektion auf vollwertige Ernährung achten (v. a. adäquate Energie-/Proteinzufuhr), um Verlust immunkompetenter Körperzellmasse vorzubeugen (Wasting: Gewichtsverlust > 10 % mit Diarrhö, Fieber und Schwäche): Regelmäßige Gewichtskontrolle! Proteinzufuhr: 1–1,5 g/kg KG/d; MCT-Fette bei Steatorrhoe; Maltodextrine als Energiezusatz. Speisen aus rohen/halbrohen tier. Lebensmitteln (z.B. Hackfleisch) wegen Risiko der Salmonellen- oder Toxoplasmoseinfektion meiden. Laktoseintoleranz beachten! Lebensmittelhygiene! Rauchen/Alkohol sind tabu! Regelmäßiges körperliches Training (Erhalt/Aufbau der Muskelzellmasse)! (s. auch S. 143 f.)

Mikronährstoffe: Kritische Mikronährstoffe: Vitamin-B-Kplx, Antioxidanzien (Vit. C, Carotinoide, CoQ10, Selen), (N-Acetyl)-Cystein, L-Carnitin, Zink.

NAC-Dosierung (g) in Abhängigkeit der Glutamin-Plasmaspiegel (µmol/l): 3,6 g/d (< 450 µmol/l), 2,4 g/d (450–500 µmol/l), 1,2 g/d (500–600 µmol/l). 0,6 g/d > 600 µmol/l).

Präparateauswahl: Eicotin®, KIMUN®, Vitamin-C-Injektopas®, Biosorb® Energie, Biocarn® Sirup, ORTHOMOL® IMMUN, selenase® Tbl., careimmun®, OxyLyc®, Vitamin-B-Kplx forte ratiopharm®, Immunwell®.

Homocyst(e)inämie

Homocystein (Hcy) ist eine schwefelhaltige, nicht proteinogene AS, die bei der Demethylierung von Methionin entsteht. Bereits moderat erhöhte Hcy-Plasmaspiegel (≥ 10 µmol/l) sind ein unabhängiger kardiovaskulärer Risikofaktor. Eine Erhöhung der Hcy-Spiegel um 5 µmol/l steigert das atherothrombotische Risiko für Männer 1,6- für Frauen 1,8fach. Ursache der moderaten Homocyst(e) inämie ist häufig eine Störung der Remethylierung bzw. Transsulfurierung aufgrund eines Mangels an Folsäure- und Vitamin B_{12} bzw. Vitamin B_6.

Einteilung der Hyperhomocyst(e)inämien

Normalwert (nüchtern)	5– 9(10)	µmol/l,
Milde Form:	10– 25	µmol/l
Moderate Form:	25– 50	µmol/l
Schwere Form:	50–500	µmol/l

Risikofaktoren: AM (Antiepileptika, Colestyramin, Ciclosporin A, L-Dopa, Fibrate, Kontrazeptiva, Metformin, MTX, Niacin, Theophyllin); Mangel an Folsäure, B_6 und B_{12}; Niereninsuffizienz, Hypothyreose, Psoriasis, Brust-, Ovarial- und Pankreaskarzinome, genetische Enzymdefekte, Alkoholismus, perniziöse Anämie, Rauchen.

Folgen: Lipidperoxidation↑ (GC, TG, LDL-C), Schaumzellbildung↑, Lp(a)-Bindung an Fibrin↑, Plättchenaggregation↑, Hemmung des Thrombomodulins und Protein C; Endotheldegeneration; Zellproliferation↑, Bildung von H_2O_2↑. Erhöhtes Risiko für neurodegenerative Krankheiten (z.B. DAT), diabetische Spätkomplikationen, Niereninsuffizienz, CED, Schwangerschaftskomplikationen, Osteoporose, Venenthrombosen.

Dosierungsempfehlungen bei Homocyst(e)inämie

Mikronährstoff	Empfohlene Tagesdosis
Folsäure	0,4–5 mg
Vitamin B_6	5-250 mg Homocystinurie: 200–1200 mg/d
Vitamin B_{12}	50–100 µg (zu Beginn: 0,5–1 mg i.m.)
Vitamin C	200–500 mg
Vitamin E	200–500 I. E.

Hinweis: Schwere Hyperhomocysteinämien werden durch genetische Enzymdefekte (z.B. Cystathionin-β-Synthase) verursacht. Klinische Symptome: Homocysteinurie, Linsenektopie, geistige Retardierung, Skelettmißbildungen, Thromboembolien.

Präparateauswahl: Folbene®, Cuvital®, Medyn Filmtabl., Medivitan® N-Ampullen/-Fertigspritze, BVK Roche® Plus C forte.

Hyperkinetisches Syndrom (ADS)

Das hyperkinetische Syndrom (Aufmerksamkeitsdefizit-Hyperaktivitäts-Syndrom) ist die häufigste Diagnose in der psychiatrischen Pädiatrie. Hyperkinetische Kinder („Zappelphilipp") fallen überwiegend durch Aggressivität, Konzentrationsprobleme, kognitive Impulsivität, motorische Unruhe, gestörtes Sozialverhalten, Lern- und Leistungsprobleme auf. Störungen im Glucose- und Energiestoffwechsel des ZNS sowie im Stoffwechsel des Neurotransmitters Dopamin (Dopa-Decarboxylase-Aktivität im präfrontalen Kortex↓) werden als mögliche neurophysiologische Ursache diskutiert.

Ernährung: Individuelle Nahrungsmittelunverträglichkeiten meiden. Zufuhr einfacher KH mit hohem glykämischen Index (Süßigkeiten, Säfte, Cola) meiden. Auf phosphatarme Ernährung (ein hoher Phosphatspiegel kann einen Magnesiummangel verursachen!) achten. 5 bis 6 regelmäßige kleine Mahlzeiten über den Tag verteilt, mit hohem Anteil an komplexen KH (z.B. frisches Obst, Gemüse, Vollkornprodukte)! (s. auch S. 148)

Dosierungsempfehlungen bei Hyperkinetischem Syndrom

Mikronährstoff	Empfohlene Tagesdosis
Magnesium	300–900 mg/d (z. B. Orotat, Citrat, Oxid)
Vitamin-B-Kplx	5–50 mg/d (v. a. Vitamin B_1 und B_6!)
Vitamin C	100–200 mg/d
Zink	10–15 mg/d
Chrom	20–100 µg/d
Omega-3-Fettsäuren	1–2 g/d

Präparateauswahl: Magnesium Diasporal®, Ameu®, MAGNESOROT® 240, Eicosan® 750.

Hyperlipoproteinämie

Hyperlipoproteinämien (Hypercholesterinämie, Hypertriglyceridämie), insbes. hohe LDL-, Gesamt-Cholesterin, Lipoprotein (a)- und Triglycerid-Spiegel, sowie niedrige HDL-Cholesterin-Spiegel und ein ungünstiges LDL : HDL-Verhältnis zählen zu den Hauptrisikofaktoren kardiovaskulärer Krankheiten (z.B. Myokardinfarkt, Schlaganfall). Das individuelle Risiko steigt mit zunehmender Lipidkonzentration und wird durch weitere Risikofaktoren (Rauchen, Hypertonie, Übergewicht) potenziert.

Lipoproteine – Therapeutische Zielparamater	
LDL-Cholesterin (LDL-C)	< 155 (100[1]) mg/dl (Diabetiker: < 100 mg/dl)
Triglyceride (TG)	< 150[1] (200) mg/dl (Grenzwert: 150–190 mg/dl)
Lipoprotein (a), Lp(a)	< 20 mg/dl
HDL-Cholesterin (HDL-C)	> 35/40 mg/dl (Männer/Frauen)
Gesamt-Cholesterin (GC)	< 215 (180[1]) mg/dl

1 weitere Risikofaktoren (KHK, Rauchen, Hypertonie)

Ernährung: Gewichtsnormalisierung (Übergewicht). Vollwertige, ballaststoffreiche Ernährung. Fettzufuhr auf < 25–30 En% senken, davon < 10 En% SAFA, 10–15 En% MUFA (z.B. Olivenöl), ≤ 10 En% PUFA (z.B. Sonnenblumenöl). Ballaststoffzufuhr: > 30 g/d. a) Hypercholesterinämie: Cholesterinzufuhr: < 200 mg/d; SAFA < 7 En% b) Hypertriglyceriämie: Verzicht auf Alkohol. Zuckerhaltige Lebensmittel, auch Zuckeraustauschstoffe (Fructose, Sorbit, Xylit) meiden. 2–3 Seefischmahlzeiten/Woche! (s. auch S. 143)

Mikronährstoffe: Niacin: TG↓↓, Lp(a)↓, HDL-C↑↑, GC/LDL-C↓; Ω-3-Fettsäuren: TG↓↓, GC↓, HDL-C↑; Pantethin: TG/GC/LDL-C↓, HDL-C↑; Carnitin: TG/GC↓, HDL-C↑; Magnesium: TG/GC↓; Antioxidantien: ox. LDL↓.

Dosierungsempfehlungen bei Hyperlipoproteinämien

Mikronährstoff	Empfohlene Tagesdosis
Vitamin C/E	0,5–3 g/500 I. E.
Lycopin	30–60 mg
Coenzym Q10	30–100 mg
Magnesium	300–800 mg
Bei Hypercholesterinämie:	
Nicotinsäure (Niacin)	1,5–3 (6) g (einschleichend: 3 × 50 mg/d)
Inositolnicotinat	2,4 g (3 × 800 mg/d)
Xantinolnicotinat	1–3 g
Pantethin	900 mg (3 × 300 mg/d)
Bei Hypertriglyceridämie:	
Omega-3-Fettsäuren	1,5–6 g/d
Niacin	(siehe oben)
L-Carnitin	1–4 g/d

Präparateauswahl: Nicolip®, Xantinolnicotinat ratiopharm®, Eicosan® 750, Evina®, Lipidavit®, Optovit® fortissimum 500, Cuvital®, OxyLyc®, Trophosan-Cardiobalance®, Cardiowell®.

Hypoglykämie, nutritive

Eine nutritive (reaktive) Hypoglykämie ist durch eine übermäßige Insulinsekretion (Hyperinsulinämie) der Bauchspeicheldrüse gekennzeichnet, die zu einem Abfall des Blutzuckerspiegels (< 70 mg/dl) führt. Ursache ist der häufige Konsum industriell verarbeiteter einfacher Zucker mit hohem glykämischen Index (z. B. Süßigkeiten, Limonaden). Symptome: Heißhunger auf Süßes (KH-Craving), Reizbarkeit, Hyperaktivität (Zappelphilipp), Depressionen, Konzentrations- und Schlafstörungen.

Ernährung: 5 bis 8 regelmäßige, kleine Mahlzeiten mit reichlich komplexen KH und Ballaststoffen; Zucker, Süßigkeiten, Kaffee, schwarzer Tee sowie süße Säfte vermeiden. Alkohol und Rauchen sind tabu! Flüssigkeitszufuhr: 2 bis 3 l/d; Gewichtsnormalisierung (bei Übergewicht)!

Dosierungsempfehlungen bei ernährungsbedingter Hypoglykämie

Mikronährstoff	Empfohlene Tagesdosis
Chrom	200–500 µg
Magnesium	400–500 mg (als Aspartat oder Orotat)
Zink	20–30 mg
Mangan	15–30 mg
Vitamin-B Komplex	50–100 mg
Vitamin C	500–2000 mg

Präparateauswahl: Diazink, Magnesium Verla®, Vitamin B Komplex forte ratiopharm®.

Katarakt

Degenerative Trübungen der Augenlinse (Katarakt, grauer Star) gehören in den westlichen Industrienationen zu den Hauptursachen für das Nachlassen der Sehkraft und Erblinden im Alter. Risikofaktoren sind chronische Sonnenlichtexposition, Antioxidanzienmangel, Rauchen, Alkoholkonsum, Diabetes mellitus (Proteinglykosilierung, Aldose-Reduktase-Reaktion) und Glucocorticoide. Hauptsymptom: Progrediente Verminderung der Sehschärfe ohne Schmerzen.

Ernährung: Prophylaxe: Regelmäßiger Konsum carotinoid- (z.B. Grünkohl) und Vitamin-C-reicher Lebensmittel (Five-a-day); Nicht Rauchen! (siehe auch S. 143).

Dosierungsempfehlungen zur Vorbeugung und adjuvanten Therapie bei grauem Star (auch bei AMD)

Mikronährstoff	Empfohlene Tagesdosis
Vitamin C/E	500–3000 mg/400–800 I. E.
Carotinoid-Komplex	15–45 mg (Lutein/Zeaxanthin: 4–15 mg)
Anthocyane	100–300 mg
Vitamin B_2	10–50 mg (in Form eines B-Komplexes)
Vitamin A	3000–10 000 I. E.
Zink	15–25 mg
Selen	100–300 µg
NAC/α-Liponsäure	200–600 mg (GSH-Präkursor)
Taurin	500–2000 mg

Präparateauswahl: Evina®, OxyLyc®, ORTHOMOL® VISION, Difrarel® 100.

Krebserkrankungen

Krebs ist das Ergebnis eines mehrstufigen, multifaktoriellen Prozesses am genetischen Material der Zelle. Eine chronische, über viele Jahre andauernde Akkumulation von genetischen und/oder biochemischen Schäden, führt durch den Verlust der zellulären Wachstumskontrolle zu autonomer Zellwucherung, lokaler Invasion und Metastasierung. 30 bis 70 % aller Krebserkrankungen sind ernährungsbedingt. Diätetische Maßnahmen (Chemoprävention) müssen um präventiv wirksam zu sein, frühzeitig, bereits in der Initiations- und Promotionsphase beginnen (d. h. bereits in jungen Jahren)!

Primärprävention

Ernährung: Verzehr von frischem Obst/Gemüse auf 5 Portionen/d (400–800 g/d) sowie von stärkereichen Lebensmittel (komplexe KH) erhöhen (600–800 g/d). Fettzufuhr: 15–30 En%, pflanzliche Öle (z. B. Olivenöl) bevorzugen. Alkoholkonsum↓ (≤ 1 Getränk/d). Verzehr von (rotem) Fleisch vermeiden/einschränken (max. 80 g/d). NaCl-Zufuhr (alle Quellen) reduzieren (< 6 g/d); Körperliche Aktivität↑. Über-/Untergewicht vermeiden!

Wichtigster Faktor: Verzehr Phytaminreicher Obst-/Gemüsesorten. Phytamine (Polyphenole: Soja, Sulfide: Knoblauch/Kohlgemüse, Terpene: Tomaten) wirken antioxidativ, immunmodulierend, hemmen die metabolische Aktivierung (Phase-I: CYP450) und steigern die Detoxifikation von Karzinogenen (Phase-II: GSH-S-Transferase) und induzieren die Apoptose (Zufuhrempfehlungen für Mikronährstoffe siehe Tab. 145).

Tumortherapie und Sekundärprävention

Ernährung: Adäquate Ernährung verbessert Krankheitsverlauf in der akuten Phase und Rekonvaleszenz nach OP, Chemo- oder Strahlentherapie. Grundlage: Vollwertige Ernährung, reich an frischem Obst/Gemüse sowie bedarfsgerechter, u.U. erhöhter Zufuhr an Energie liefernden und immunmodulierenden Nährstoffen (Immunonutrition). Therapie- und/oder tumorbedingte Ernährungsdefizite (Kachexie-Anorexie-Syndrom) sind frühzeitig zu kompensieren (z.B. enterale Ernährung), da unter Malnutrition und Tumorkachexie die Krebsmortalität ansteigt!! Während bei Mammakarzinomen rund 40% der Patientinnen einen Gewichtsverlust erleiden, sind bei Bronchial-, Magen-, Pankreas- und Prostatakarzinomen 60 bis 80% der Patienten von Kachexie betroffen!

Mikronährstoffe: Mikronährstoffe (Selen, Vitamin C) können die tumor-destruktiven Maßnahmen optimieren (z.B. Zytostatika-Resistenz↓), die NW-Rate reduzieren (Lymphödeme, Erysipelinzidenz), das defekte Immunsystem revitalisieren, das Rezidivrisiko vermindern und die Lebensqualität (Karnofsky-Index) signifikant verbessern!

Wichtig: Die Substitution von Mikronährstoffen muss auf die konventionelle Tumortherapie (OP, CT, RT) abgestimmt werden!

Präparateauswahl : Rp. selenase®, Rp. A-Mulsin®-Hochkonzentrat, Vitamin-C-Injektopas® 7,5, careimmun®, KIMUN®, Fortimel, Optovit® fortissimum 500, ORTHOMOL® IMMUN, Elemental 028, Immunwell®.

Dosierungsempfehlungen bei Krebserkrankungen

Mikronährstoff	Empfohlene Tagesdosis
Vitamin C	1–15 g (p.o.) kontinuierlich; 7,5–15 g (i.v.) (z. B. 1–3 × pro Woche, siehe S. 49)
Vitamin E	500–2500 I. E. (D-α-Tocopherol)
Coenzym Q 10	90–500 mg
Vitamin A	5000–25 000 I. E. (Vit.-A-Hochdosistherapie, siehe S. 54)
β-Carotin/Carotinoid-Kplx	15–60 mg
Niacinamid (Niacin)	200–1500 mg
B-Komplex	50–100 mg (B_6: 50–200 mg, Folsäure: 0,4–1 mg) B_{12}: 50–100 µg, z. T. i.m.)
Selen	200–1000 µg, als Natriumselenit (siehe S. 108)
Zink	15–25 mg (v. a. bei Kachexie)
L-Carnitin	500–4000 mg
N-Acetylcystein	600–4000 mg (Kontrolle: Cystein-/Glutamin-plasmaspiegel!)
α-Liponsäure	100–600 mg
Quercetin	200–1500 mg
Omega-3-Fettsäuren	1,5–4 g
Vitamin D	200–400 I. E.
Vitamin K	60–120 µg
Calcium/Magnesium	800–1000/300–800 mg (z. B. Aspartat)
Eisen	nur bei Mangel, z. B. Anämie!
Tumorkachexie	
L-Glutamin/L-Arginin	15–40/15–30 g
N-Acetylcystein	1–4 g
Omega-3-Fettsäuren	2–5 g

Leistungssport

Ausdauersport, moderat und intensitätsgesteuert (3 × 40–45 min/Wo., Pulsfrequenz: 120–140 bzw. 180 minus Lebensalter), steigert die Immunkompetenz und Fettverbrennung, baut Stress und Übergewicht ab, ökonomisiert die Herzfunktion, verbessert die Glucosetoleranz, Insulinresistenz und Blutrheologie. Leistungssport ist nicht immer der Gesundheit förderlich, v. a. dann nicht, wenn aus dem gesteigerten Energieumsatz resultierende Nährstoffdefizite nicht kompensiert werden. Folgen: Verletzungsrisiko↑, Regenerationsfähigkeit↓, Infektanfälligkeit↑.

Ernährung: Vollwertige Ernährung, mit hoher Nährstoffdichte, reich an komplexen KH (60 En%) (siehe auch S. 143). Fette (≤ 25–30 En%), v. a. MUFA, zum Teil MCT-Fette (schnelle Energiequelle für Ausdauersportler, z. B. Triathlet). Proteinbedarf: 1,0–1,5 g/kg KG (Kraftsport: 1,5–2,0 g/kg KG). Flüssigkeitszufuhr: 2,5–4 Liter/d (iso- bzw. schwach hypotone Sportgetränke).

Wettkampfvorbereitung: Ziel = Glykogenspeicherung, Steigerung der KH-Zufuhr (60–70 En%) bei Reduktion des Trainingsumfangs und -intensität (etwa 1 Woche vor dem Wettkampf, je nach Sportart). Wettkampf: KH-betonte Mahlzeit vor (2–3 h) dem Wettkampf; den Wettkampfbedingungen angepasste regelmäßige Zufuhr von KH (z. B. Energieriegel) und Flüssigkeit (Maltodextrin-Zusatz, ca. 10 %). Regenerationsphase: Ausgleich des Flüssigkeitsverlustes; Auffüllen der Glykogen- und K^+-Speicher (Stärke- und K^+-reiche Lebensmittel, z. B. Kartoffeln).

Mikronährstoffe: Wichtige MN: Antioxidantien, Magnesium, Kalium, Natrium, Eisen, Zink, Chrom, L-Carnitin.

Dosierungsempfehlungen für Leistungssportler (v. a. Ausdauersport)

Mikronährstoff	Empfohlene Tagesdosis
Vitamin A	2500–7500 I. E.
β-Carotin	15–30 mg (Carotinoid-Kplx.)
Vitamin E	500–1500 I. E.
Vitamin D	200–400 I. E.
Vitamin C	1000–3000 mg
Vitamin-B-Kplx	25–100 mg (B_1/B_6: 50–100 mg; B_3:60–200 mg)
Vitamin B_{12}	50–500 µg; besser: 0,5–1 mg (i.m.), alle 3–6 Monate
Folsäure	400–800 µg
Calcium/Magnesium	500–1000/300–1000 mg (z. B. Orotat, Aspartat)
Natrium/Kalium	Belastungsphase:1–1,5 g NaCl/150–300 mg Kalium/l Sportgetränk
Kalium	Regenerationsphase (Glykogenspeicherung): 500–1000 mg
Chrom	100–200 µg
Jod	150–200 µg
Mangan	2–15 mg
Kupfer	0,5–3 mg
Eisen	10–30 mg (bei Mangel, siehe S. 94)
Zink	15–30 mg
Selen	100–200 µg
CoenzymQ10	30–120 mg
L-Carnitin	0,5–2 g; Wettkampf: 2–4 g (2–3 h vorher)
L-Glutamin	10–20 g (als Alanyl-Glutamin)
Kreatin	2–5 g, Kreatin-Loading (siehe S. 130)

Präparateauswahl: frubiase® SPORT (plus Dextrose), Power Orot®, Supradyn®, Kreatin Muskel Energator, vitasprint®, OxyLyc®.

Lern- und Konzentrationsstörungen

Eine gesunde vollwertige, vitaminreiche Ernährung in der Kindheit und Adoleszenz ist für die Entwicklung der geistigen Fähigkeiten wie Intelligenz, Konzentrationsfähigkeit und Motivation essentiell.

Ernährung: Regelmäßig 5 bis 6 kleine Mahlzeiten mit komplexen und ballaststoffreichen KH (z.B. Vollkornprodukte, Obst, Gemüse). Einfache, raffinierte Zucker und Süßigkeiten meiden. 1–2 Esslöffel kaltgepresstes Leinsamenöl. Individuelle Nahrungsmittelintoleranzen meiden!

Mikronährstoffe: Wichtige Mikronährstoffe: Eisen, Jod, Magnesium, Zink, Vitamin-B-Komplex und Omega-3-Fettsäuren (Grundlage: Multivitaminmineralstoff-Kombination siehe S. 149).

Dosierungsempfehlungen bei Lern- und Konzentrationsstörungen (Kinder, Jugendliche)

Mikronährstoff	Tageszufuhr
Vitamin-B-Kplx	5–20 mg
Folsäure	0,4 mg
Magnesium	100–300 mg
Eisen	5–10 mg (bei Eisenmangel: 50–100 mg)
Vitamin C	100–200 mg
Zink	10–15 mg
Omega-3-Fettsäuren	0,5–1,5 g
L-Glutaminsäure	600–2000 mg (siehe auch S. 129)

Präparateauswahl: Kinder Vitamine, Glutamin Verla®, Multibionta® forte N, Multibionta® Junior, Memory Madaus.

Migräne

Chronisch-rezidivierende, anfallsweise auftretende, häufig halbseitige Kopfschmerzen von mäßiger bis schwerer Intensität, unter körperlicher Belastung zunehmend. Begleitsymptome: Übelkeit, Erbrechen, pochende Schläfen, Lärmempfindlichkeit, Lichtscheu. Folgen: Starke Einschränkung der Lebensqualität bei gleichzeitig hoher psychischer, physischer und sozialer Belastung.

Ernährung: Gesunde vollwertige Ernährung (s. S. 143); Individuelle Nahrungsmittelintoleranzen meiden; Nahrungs-/Genussmittel, die Kopfschmerzen auslösen können meiden: Käse (Tyramin), Rotwein, Alkohol, Schokolade (Phenylethylamin), starker Kaffeekonsum, Geschmacksverstärker (Na-glutamat), Nikotin, übermäßiger Kochsalzverbrauch. Darüber hinaus kann auch ein niedriger Blutzucker (Hypoglykämie) eine Migräne auslösen.

Dosierungsempfehlungen bei Migräne (v. a. Prophylaxe)

Mikronährstoff	Tageszufuhr
Magnesium	400–900 mg (z. B. als Citrat)
Vitamin B_2	400 mg
Coenzym Q 10	90–150 mg
Vitamin B_6	20–50 mg
Omega-3-Fettsäuren	2–5 g
Vitamin E	500–1000 I. E.
Selen	100–200 µg

Präparateauswahl: Magnesium Diasporal®, Ameu®.

Mukoviszidose

Unter Mukoviszidose (cystische Fibrose, CF) versteht man eine autosomal rezessiv vererbte und frühletale Stoffwechselerkrankung (Lebenserwartung: etwa 40 Jahre). Defekte Chloridkanäle verursachen massive Elektrolytstörungen. Die Folge ist eine erhöhte Viskosität der Sekrete schleimbildender Drüsen (Bronchien, Pankreas, Darm, Leber, Gonaden). Symptome: Chronische Atemwegsinfekte mit zunehmender Atemwegsobstruktion, Fettstühle (Pankreasinsuffizienz), salziger Schweiß, gestörte Glucosetoleranz, Malabsorption (→ Malnutrition).

Ernährung: Hochkalorisch mit hohem Fettanteil (ca. 40 En%, v.a. PUFA), Substitution von Pankreasenzymen (≤ 15 000 I.E. Lipase/kg KG/d), NaCl-Substitution (→ hypochlorämische Alkalose). Regelmäßige Kontrolle des Ernährungsstatus (z.B. BMI): Erhöhter Energiebedarf (Atemwegsarbeit) und verringerte Energieaufnahme (Malabsorption) verursachen Malnutrition (muskuläre Atrophie) – KG korreliert mit der Überlebenszeitprognose! Bei Untergewicht (BMI = 17–19 kg/m^2): enterale Ernährung. Steatorrhoe: MCT-Fette. Mahlzeitenfrequenz↑ (z.B. Spätmahlzeit).

Mikronährstoffe: Kritische Mikronährstoffe: Vitamin A (Nachtblindheit), E (hämolytische Anämien, Neuropathien), K (Blutungen) und D (Osteopenie), Calcium, Magnesium, Selen, Zink, Taurin. (Grundlage: Multivitaminmineralstoff-Kombination siehe S. 149 und 145).

Präparateauswahl: SCANDISHAKE Mix (hochkalor. Ergänzungsnahrung), Mowiwit® Vitamin E 1000, Rp.

ADEK-Falk®, Inj., Rp. ACC LONG, Zinkorot® 25, A+D+E-Vicotrat.

Dosierungsempfehlungen bei Mukoviszidose

Mikronährstoff	Empfohlene Tageszufuhr
Vitamin A	2500–10 000 I. E. (Alter < 2 J.: 1000–2000 I.E.; > 2 J.: 5000 I.E.)
β-Carotin.	5–30 mg (~ 0,5 mg/kg KG)
Vitamin E	200–1000 I. E. (Alter < 1 J.: 25–50 mg; 1–10 J.: 100–200 mg; > 10 J.: 200–400 mg; > 12 J.: ≥ 400 mg)
Vitamin D	400–1000 I. E. (Alter < 1 J.: 500–1000 I.E.; > 1 J.: ≥ 400 I.E.)
Vitamin K	60–200 µg (Alter < 1 J.: 2–3 mg/Wo.)
N-Acetyl-Cystein (NAC)	KG > 30 kg (Kdr. >6 J., Erw. und Jgl.): 600–1200 mg/d, verteilt auf 3 × 200–400 mg NAC/d Kdr. 2–6 Jahre: 4 × 100 mg NAC/d
Taurin	30 mg/kg KG
Omega-3-Fettsäuren	1,5–4 g
Vitamin C	200–1000 mg
Vitamin B_{12}	0,5–1 mg (i.m.), alle 3–6 Monate
Folsäure	0,4–1 mg
Calcium/Magnesium	600–1200 mg/250–500 mg
Natrium	Speisen nachsalzen
Zink	5–30 mg (z. B. Orotat, Aspartat)
Selen	70–200 µg
Eisen	bei nachgewiesenem Mangel

Hinweis: Die Dosierung fettlöslicher Vitamine ist abhängig von der Verdauungseinstellung!

Multiple Sklerose (MS)

Die MS ist eine langsam fortschreitende, in Schüben verlaufende Erkrankung des ZNS, die durch Demyelinisation von Neuronen des Gehirns und des Rückenmarks gekennzeichnet ist. Folge: Störungen der neuronalen Impulsfortleitung, zum Teil völliger Ausfall bestimmter Areale des ZNS. Symptome: Parästhesien, Neuralgien, Paresen, Gesichtsfeldausfälle, extreme Müdigkeit, Schmerzen, Appetitlosigkeit, Depressionen, schwere Glieder, Optikusneuritis.

Ernährung: Vollwertig, reich an Antioxidantien (Obst/Gemüse, Rohkost), SAFA-Zufuhr reduzieren (< 15 g/d), Arachidonsäurereiche Lebensmittel (Eier, Leber, rotes Fleisch, Wurst) meiden! Hochwertige Pflanzenöle (Leinsamen-, Färberdistel-, Raps-, Sojaöl) mit hohem PUFA-Anteil verwenden (3–4 Esslöffel, ca. 40–50 g/d). Seefisch (z.B. Hering): 2–4 ×/Woche. Lebertran: 1 Teelöffel/d. Proteinquellen: Seefisch, Sojabohnen, Erbsen, Nüsse, weißes Fleisch (z.B. mageres Huhn). Alkohol, Kaffee, einfache Zucker und Nahrungsmittelintoleranzen (z.B. Milch) meiden (Eliminationsdiät). Regelmäßige körperliche Aktivität (z.B. Schwimmen).

Präparateauswahl: Ω 3 EPA MAX®, Mowiwit® Vitamin E 1000, Eicotin®, Zinkorot® 25, Cefasel® 50, Calcium-EAP®, Vitazell® E 600, Eicosan® 750.

Dosierungsempfehlungen bei Multiple Sklerose (MS)

Mikronährstoff	Empfohlene Tagesdosis
Omega-3-Fettsäuren (EPA)	2–6 g (≥ 35 mg/kg KG)
Vitamin E	1000–2000 I. E.
Coenzym Q10	60–300 mg
Vitamin B_{12}	1. Woche: 1 mg/d (i.m.) dann: 1 mg/Woche (i.m.)
Vitamin C	1000–3000 mg
Vitamin-B Komplex	50–100 mg (Folsäure: 0,4–1 mg)
Vitamin D	400–1000 I. E. (Lebertran: Dosierung anpassen!)
Calcium	500–1000 mg
Magnesium	300–600 mg (z. B. Aspartat, Citrat, Orotat)
Selen	100–400 µg
Zink	15–30 mg (z. B. Aspartat, Orotat)
L-Carnitin	200–1000 mg

Neurodermitis

Atopisches Ekzem ist eine chronisch, juckende oberflächliche Entzündung der Haut, häufig bei Menschen mit allerg. Erkrankungen in der eigenen oder in der Familienanamnese (z.B. Heuschnupfen, Asthma). Sie beginnt meist mit geröteten, juckenden, nässenden Läsionen im Gesicht und Windelbereich beim Säugling und geht beim Heranwachsenden in eine örtlich (Ellen-, Kniebeuge, Hals) begrenzte chron. Form über. Ständiges Kratzen führt zu einem Juck-Kratz-Ausschlag-Juck-Zyklus.

Ernährung: Meiden von individuellen Nahrungsmittelintoleranzen (z.B. Kuhmilch, Eier, Käse, Nüsse, Meeresfrüchte, Tomaten, Zusatzstoffe) kann die Symptomatik deutlich verbessern (Eliminationsdiät). Auf ausreichende Zufuhr von Ölen mit hohem PUFA-Anteil (z.B. 1–2 Esslöffel kaltgepresstes Leinsamenöl) achten! Proteinquelle: Seefisch (Omega-3-FS reich!); Säuglinge mit hohem familiären Allergierisiko möglichst lange Stillen (≥ 6 Monate)!

Präparateauswahl: Epogam® 1000, Curazink®, Eicosan® 750.

Dosierungsempfehlungen bei Neurodermitis

Mikronährstoff	Empfohlene Tagesdosis
γ-Linolensäure (GLA)	Kdr. (1–12 J.): 150–300 mg; Erw.: 400–1000 mg
Zink	15–45 mg (z. B. Zink-Histidin)
Vitamin C	oral: 1000–5000 mg/d (p.o.) (plus Quercetin) akut: 7,5–15 g (i.v.) 1–2 ×/Wo.
β-Carotin	15–60 mg
Omega-3-Fettsäuren	2,5–6 g (auch topisch in Form von Cremes und Salben)
Vitamin A	5000–25 000 I. E.
Vitamin E	200–800 I. E.
Calcium	500–1000 mg
Selen	50–200 µg

Osteoporose

Progrediente, systemische Skeletterkrankung, die durch eine niedrige Knochenmasse und Beeinträchtigung der Mikroarchitektur des Knochens mit Anstieg der Knochenbrüchigkeit und erhöhter Frakturneigung charakterisiert ist. Die Osteoporose ist keine „Calcium-Vitamin-D-Hormon-Mangelkrankheit", sondern eine primär multikausale Erkrankung! Wichtigste präventivmedizinische Maßnahme: Optimierung der maximalen Knochenmasse in der Kindheit und Jugend (90 % der max. Knochenmasse werden bis zum Ende der Adoleszenz aufgebaut) durch eine an knochenwirksamen Nährstoffen reiche Ernährung: Milchprodukte, grünes Gemüse (Brokkoli, Fenchel, Grünkohl).

Ernährung: Konsum von Alkohol, Koffein, tierischem Protein und einfachen Zuckern reduzieren. Nicht Rauchen! Verzehr oxalsäurereicher Lebensmittel (Rhabarber, Spinat) einschränken. Stillzeit/Schwangerschaft und Alter: Hohe Calciumzufuhr (1–1,5 g/d), Ca-haltige Spätmahlzeit (z. B. Joghurt) reduziert nächtliche Knochenresorption. Wintermonate: Auf ausreichende Vitamin-D -Zufuhr achten, evtl. prophylaktische Gabe (25-Hydroxy-Vit.-D_3-Serumkonz. > 100 nmol/l). Untergewicht vermeiden! Regelmäßige körperliche Aktivität (3 ×/Woche), bei manifester Osteoporose unter fachlicher Anleitung.

Präparateauswahl: Osteo Aktiv plus Vitamin K, Calcium-D-Sandoz®, Magnesium Diasporal®, Trophosan-Osteobalance®, Osporowell®.

Dosierungsempfehlungen bei Osteoporose

Mikonährstoff	Empfohlene Tagesdosis
Vitamin A	2500–7500 I. E.
Vitamin D	400–1000 I. E. (z. T. bis 3000 I.E.)
Vitamin E	400–800 I. E.
Vitamin K	80–200 µg
Vitamin C	500–1500 mg
Vitamin-B-Komplex	20–100 mg (v. a. Vitamin B_6)
Folsäure	0,4–1 mg
Calcium	1000–1500 mg (z. B. Citrat)
Magnesium	400–600 mg (z. B. Citrat, Aspartat)
Zink	10–15 mg
Mangan	5–15 mg
Kupfer	1–3 mg
Fluorid	1 mg
Bor	3 mg
Omega-3-Fettsäuren	1–2g
γ-Linolensäure (GLA)	200–400 mg

Parkinsonsche Krankheit

M. Parkinson ist eine progrediente degenerative Erkrankung des ZNS. Die klinischen Leitsymptome Akinesie, Rigor, Tremor und Instabilität der Körperhaltung sind mit einer fortschreitenden Degeneration dopaminerger Neurone im Mittelhirn assoziiert. Oxidativer Stress (z.B. freies Eisen), ein gestörter Energiestoffwechsel (Ca-Homöostase, ATP-Mangel), verstärkte Freisetzung von Glutamat und neuronale Apoptose werden als Mechanismen der Neurodegeneration diskutiert.

Nach langjähriger Therapie mit L-DOPA kommt es zum „Langzeit-L-DOPA-Syndrom", das durch reduzierte Wirksamkeit sowie motorische Fluktuationen und Dyskinesien gekennzeichnet ist. Es kann deshalb sinnvoll sein die L-DOPA-Therapie nicht zu früh zu beginnen und die Anwendung mit Hilfe neuroprotektiver Substanzen hinauszuzögern.

Ernährung:
An natürlichen Antioxidantien reiche Ernährung („Five-a-Day"). Einschränkung der Proteinzufuhr (im Nahrungseiweiß enthaltene AS konkurrieren mit L-Dopa beim Transport über Blut-Hirn-Schranke). 1–2 Esslöffel kaltgepresstes Leinsamenöl/d.

Wichtiger Hinweis: Vitamin B_6 beschleunigt die periphere Decarboxylierung von L-DOPA. Obwohl Kombination mit einem Decarboxylase-Hemmer (z.B. Carbidopa) diese Interaktion verhindert, sollte Vitamin B_6 nicht in pharmakologischen Dosen gegeben werden.

Präparateauswahl: Mowiwit® Vitamin E 1000, Vitamin-C-Pulver, Ameu®, Medivitan N Injl.

Dosierungsempfehlungen bei beginnender Parkinsonscher Krankheit

Mikronährstoff	Empfohlene Tagesdosis
Vitamin C	3000–5000 mg
Vitamin E	1000–3000 I. E.
Coenzym Q10	90–300 mg
Selen	100–400 µg
Vitamin-B-Kplx	10–20 mg (Vitamin B_6: Hinweis siehe unten)
Folsäure	0,4–1 mg
Niacin/-amid	20–50 mg
Omega-3-Fettsäuren	1–3 g
L-Tyrosin	100 mg/kg KG
Zusatzempfehlung bei Depressionen:	
S-Adenosylmethionin (SAM)	800–1600 mg
Zusatzempfehlung bei Demenz:	
Phosphatidylserin	300 mg (3 × 100 mg/d)
Ginkgo biloba (Egb 761)	120–240 mg (z. B. 3 × 80 mg/d)

Prämenstruelles Syndrom (PMS)

Frauen im gebärfähigen Alter leiden häufig in der Lutealphase des Menstruationszyklus unter einer Vielzahl körperlicher und psychischer Symptome, die unter dem Krankheitsbild PMS zusammengefasst werden. Symptome: Hitzewallungen, Spannungen und Schwellungen der Brust, Heißhunger auf Süßes, Affektlabilität, Obstipation, seelische Verstimmung bis hin zu Depressionen. Die Symptome treten in der 2. Zyklushälfte ca. 7–10 Tage vor Beginn der Menstruation auf und verschwinden mit dem Einsetzen der Regelblutung. Mögliche Ursachen: Störungen im Neurotransmitterstoffwechsel (Dopamin, Serotonin) und endokrine Dysbalancen (Estrogene, Gestagene).

Klassifizierung der PMS-Symptome: PMS-A (Anxiety): Angst, Reizbarkeit, Nervosität; PMS-H (Hyperhydration): Gewichts-zunahme, Brustschwellung, Ödembildung; PMS-C (Craving): Kohlenhydratheißhunger, Appetitsteigerung, Müdigkeit, Migräne; PMS-D (Depression): Depression, Verwirrtheit, Suizidgedanken, Lethargie, Schlaflosigkeit.

Ernährung: Ausgewogene, ballaststoffreiche, salzarme Ernährung. Süßigkeiten, Kaffee, Alkohol meiden. 6 bis 8 kleine Mahlzeiten über den Tag verteilt. 1 bis 2 Esslöffel Leinsamenöl/d.

Präparateauswahl: Bonasanit®, Magnesium Diasporal®, Epogam® 1000.

Dosierungsempfehlungen bei Prämenstruellem Syndrom (PMS)

Mikronährstoff	Empfohlene Tagesdosis
Vitamin B_6	50–500 mg (Hohe Dosen: 250- 500 mg max. 14 Tage lang!)
Magnesium	300–800 mg (z. B. Citrat)
Vitamin-B-Komplex	20–50 mg
Vitamin E	400–800 I. E.
γ-Linolensäure (GLA)	400–1000 mg
Omega-3-Fettsäuren	1–2 g
Zink	15–20 mg
Chrom	100–200 µg
Mangan	5–30 mg
Bei Depressionen:	
L-Tryptophan	1–3 g

Psoriasis

Schuppenflechte ist eine chronische, schubweise verlaufende, entzündliche, erythemato-squamöse Hauterkrankung, mit Hyperproliferation der Epidermis (Hyperkeratose), charakterisiert durch trockene, juckende, scharf umschriebene und silberweiß schuppende Papeln und Plaques von unterschiedlicher Größe. Neben der Haut können auch Nägel sowie Gelenke befallen sein.

Ernährung: Vollwertige, fettarme Ernährung mit geringem Protein- und hohem Rohkostanteil. Reduktion der SAFA- und Arachidonsäure-Zufuhr. Proteinquelle: Seefisch (z. B. Makrele, Heilbutt), 2–3 ×/Woche. 1–2 Esslöffel Leinsamenöl/d. Alkoholkonsum und Nahrungsmittelintoleranzen meiden z. B. scharfe Gewürze, Zitrusfrüchte (Eliminationsdiät). Regelmäßige körperliche Aktivität (Stressabbau!).

Präparateauswahl: Eicosan® 750, Curazink®, Zinkorot® 25, Rp. A-Mulsin®-Hochkonzentrat, Rp. Vitamin A 30 000 I. E. JENAPHARM, Ω 3 EPA MAX®.

Dosierungsempfehlungen bei Psoriasis

Mikronährstoff	Empfohlene Tagesdosis
Omega-3-Fettsäuren	2,5–6 g (≥ 35 mg/kg KG)
Zink	20–60 mg (z. B. Zink-Histidin)
Vitamin A	30 000–100 000 I. E.(als Retinolpalmitat)
Vitamin D	500–1000 I. E. (topisch: Vitamin-D-Derivate, z. B. Calcipotriol)
Vitamin E	500–1200 I. E.
Vitamin C	1000–5000 mg
Folsäure	0,4–1 mg
Kupfer	1–3 mg
Selen	100–200 µg
Zusatzempfehlung: Rückfettende Maßnahmen zum Hautschutz: Fettende Salben, Ölbäder (z. B. 1 EL Olivenöl auf 1 Glas Milch ins Badewasser).	

Rauchen

Schätzungsweise versterben 50% aller Raucher an den Folgen des Rauchens (Raucher versterben im Durchschnitt 7,5 Jahre früher als Nichtraucher). Tabakrauch induziert oxidativen Stress (vasokonstriktorisch, mitogen) und enthält eine Reihe von Karzinogenen (PAK). Rauchen erhöht signifikant das Risiko für kardiovaskuläre Erkrankungen (Schlaganfall, Herzinfarkt) sowie für Tumoren der Lunge, der Mundhöhle, des Kehlkopfs und Ösophagus. Die beste Prävention ist nicht die Zufuhr von Rauchervitaminen, sondern der Verzicht auf das Rauchen!

Ernährung: Verzehr gesättigter, tierischer Fette reduzieren. Cholesterinzufuhr: < 200 mg/d. 5 Portionen frisches Obst/Gemüse täglich (siehe auch allgemeine Empfehlungen S. 143 f.).

Mikronährstoffe: Tabakrauch ist ein Antioxidantien- (Vitamin-C-) und B-Vitamin-Räuber (Risiko erhöhter Homocyst(e)inspiegel!).

Präparateauswahl: Cebion® 500 retard, Evina®, OxyLyc®, Symbion ACE Vitamine, Cuvital®.

Dosierungsempfehlungen für Raucher

Mikronährstoff	Empfohlene Tagesdosis
Vitamin C	1000–3000 mg
Vitamin E	200–500 I. E.
Carotinoid-Komplex	5–15 mg
Vitamin-B-Komplex	10–50 mg (v. a. Vitamin B_6)
Folsäure	0,4–0,8 mg
Vitamin B_{12}	50–100 µg
Selen	100–200 µg
Calcium	500–1000 mg (plus Vitamin D, v.a Raucherinnen)

Rheuma

Rheuma, Rheumatoide Arthritis (RA), ist ein Sammelbegriff für eine Vielzahl unterschiedlicher Erkrankungen. Zu ihnen zählen die chron. Polyarthritis, der M. Bechterew, Arthrosen u. a. Erkrankungen des Muskel- und Skelettsystems. Allen gemeinsam ist der Schmerz in den Bewegungsorganen (z. B. in Gelenken, Muskulatur, Wirbelsäule) sowie eine eingeschränkte Bewegungsfreiheit der betroffenen Gelenke und Gliedmaßen. Der echte Gelenkrheumatismus, die primäre chronische Polyarthritis (PCP), auch rheumatoide Arthritis genannt, ist eine Autoimmunerkrankung mit immunologischen und entzündlichen Prozessen.

Ernährung: Basenreiche, lacto-vegetabile (oder vegane) Diät (Rohkost!). Lebensmittel mit hohem Gehalt an ges. tierischen FS (SAFA) und Arachidonsäure (z. B. Eier, Schweineleber, -schmalz, Leberwurst, rotes Fleisch) meiden, dafür hochwertige kaltgepresste Pflanzenöle (Olivenöl, Leinöl, Weizenkeimöl) verwenden. 2–3 Seefischmahlzeiten/Woche. Nahrungsmittelintoleranzen meiden. Alkoholkonsum reduzieren. Evtl. Heilfasten während eines Schubs. Gewichtsreduktion bei Adipositas!

Präparateauswahl: Eicosan® 750, Mowivit® E 1000, Ω 3 EPA MAX®, Vitamin-C-Injektopas®, Evina®, Curazink®.

Dosierungsempfehlungen bei Erkrankungen des rheumatischen Formenkreises

Mikronährstoff	Empfohlene Tagesdosis
Omega-3-Fettsäuren	2,5–6 g (≥ 35 mg/kg KG)
Vitamin E	1000–3000 I. E.
Vitamin C	1000–3000 mg (p.o.); akut 7,5–15 g/1–2 ×/Woche (i.v.)
Vitamin D	400–800 I. E.
Vitamin K	60–120 µg
Folsäure	0,4–0,8 mg (siehe auch S. 44)
Glucosaminsulfat	1500 mg (bei Arthrose)
Calcium	500–1000 mg
Selen	100–200 µg
Zink	15–30 mg (z. B. Zink-Histidin)
Kupfer	1,5–3 mg
Mangan	5–15 mg

Rhinitis allergica

Allergische Erkrankung (IgE-vermittelt) der Schleimhäute, Augen, Nase und Luftröhre. Auslöser sind häufig Pollen (v.a. im Frühling, Heuschnupfen), Staub (Hausstauballergie), Tierhaare, Federn oder Schimmelpilze. Gleichzeitig können Nahrungsmittelintoleranzen (Kreuzallergie: Birkenpollen – Äpfel, Haselnüsse) vorliegen. Symptome: Wässriger Fließschnupfen, Niesattacken, brennende Augen, Juckreiz, blockierte Nasenatmung.

Ernährung: Individuelle Nahrungsmittelintoleranzen meiden, vollwertige Ernährung (siehe S. 143).

Dosierungsempfehlungen bei Rhinitis allergica

Mikronährstoff	Empfohlene Tagesdosis
Vitamin C	2000–5000 mg (p.o.); akut: 7,5–15 g 1–2 ×/Wo. (i.v.)
Quercetin	500–1000 mg (zusätzlich: Bromelain)
Zink	15–30 mg (z. B. Zink-Histidin)
Vitamin E	200–500 I. E.
β-Carotin	15–60 mg
Vitamin-B-Komplex	20–50 mg (Niacin: 50–300 mg/d)
Calcium	500–1500 mg
Magnesium	300–500 mg (z. B. Aspartat, Citrat)
Selen	100–200 µg
Omega-3-Fettsäuren	1,5–4 g

Präparateauswahl: Curazink®, Vitamin-C-Pulver, 100 g, Eicosan® 750, Vitamin-C-Injektopas®, Calciretard®, Injl.

Säure-Basen-Haushalt – Chronische Übersäuerung

Eine chronische Säurebelastung des Organismus durch falsche Ernährungsgewohnheiten (Säureüberschuss unserer Lebensmittel) beeinträchtigt die natürliche Regulierung des Säure-Basen-Haushalts und führt auf Dauer zu komplexen Stoffwechsel- und Organstörungen. Zahlreiche Erkrankungen (z.B. Allergien, Migräne, Osteoporose, Magen-Darm-Störungen, Neuralgien, Rheuma, Krebs) sind mit einer latenten Azidose assoziiert. Eine latente Azidose kennzeichnet einen Grenzzustand, bei dem die basischen Pufferkapazitäten des Blutes zum Teil schon aufgebraucht, eine Änderung des pH-Wertes aber noch nicht erfolgt ist.

Ursachen: Hohe Säureaufnahme (z.B. Eier, Fleisch, Wurst, Käse, Kaffee, Alkohol, Süßigkeiten, polierter Reis, Nudeln), verminderte Basenaufnahme (Obst, Gemüse, Kartoffeln, Vollkornprodukte, basenbildende Mineralsalze wie Mg, K). Bewegungsmangel (reduzierte Säureexkretion): bei regelmäßiger körperlicher Aktivität werden überschüssige Säuren ausgeschwitzt.

Erkrankungen/Symtpome: GIT-Störungen: Saures Aufstoßen, Blähungen, Sodbrennen, Darmträgheit; Reizbarkeit, Müdigkeit, Antriebslosigkeit; Infektanfälligkeit, persistierende Infektionen; Brüchige Haare, Nägel, Juckreiz, Hautentzündungen; muskuläre Verspannungen; Hefepilzerkrankungen im Mund oder GIT; Allergien, Gallen- und Nierensteine, Gicht, Hypoglykämie, Neurodermitis u.a.

Ernährung: Gesunde vollwertige, ballaststoffreiche Ernährung mit hohem Anteil an basischen Lebensmitteln (frisches Obst/Gemüse, Fenchel, Sellerie, Karotten, Pellkartoffeln, Vollkornprodukte); 2–3 l Flüssigkeit/d (z. B. stille Mineralwässer). Süßigkeiten, Alkohol, Bohnenkaffee, tierisches Eiweiß meiden!

Zufuhr basenbildender Nährstoffe bei latenter Azidose

Basenpulver nach Sander:	
Natriumphosphat	10 g
Kaliumbicarbonat	10 g
Calciumcarbonat	100 g
Natriumbicarbonat	80 g
Dosierung: 3–4 × täglich 1 Teelöffel auf 1/4 l Wasser	
Ergänzung basenbildender Mineralsalze wie Magnesiumcitrat.	

Präparateauswahl: Basenpulver Pascoe®, Bullrich-Salz®, Bullrich's Vital®, Flügge Basenmischung®, Basica®.

Stress

Zustand des Organismus, der durch körperliche Reaktionen wie Blutdruckanstieg, Schwitzen oder Tachykardie auf unspezifische Reize ausgelöst wird. Ein permanente Überladung mit negativen Stressreizen (Lärm, Konflikte am Arbeitsplatz, 7-Tage-Woche) ohne entsprechende Erholungsphasen führt zu Distress (negativem Stress). Langandauernder psychosozialer Stress äußert sich in körperl. Symptomen wie Depressionen, Dysphorie, Schlaflosigkeit, Unruhe, Reizbarkeit, Infektanfälligkeit, Abnahme der körperlichen und geistigen Leistungsfähigkeit. Negativer Stress fördert zudem die Entwicklung und Progression von Erkrankungen wie Allergien, Depressionen, Hypertonie, KHK, Migräne und GIT-Störungen.

Ernährung: Vollwertige Kost, reich an frischem Obst/Gemüse und komplexen KH. 4–5 kleine Mahlzeiten/d. Konsum von raffinierten KH (Süßigkeiten), Alkohol, Kaffee und Zigaretten stark reduzieren! Regelmäßige körperlicher Aktivität an der frischen Luft (moderater Ausdauersport 3 ×/Wo., z.B. Inline-Skating, Walking). Auf ausreichend Schlaf und Entspannung achten!

Mikronährstoffe: Magnesium, Vitamin C und B-Vitamine reduzieren die Belastung durch Stresshormone, erhöhen die Stressresistenz, steigern die physische und psychische Leistungsfähigkeit.

Dosierungsempfehlungen bei hoher psychischer und körperlicher Belastung und Stress

Mikronährstoff	Empfohlene Tagesdosis
Vitamin C	500–3000 mg
Vitamin-B-Komplex	20–100 mg
Vitamin E	200–500 I. E.
Magnesium	200–500 mg
Zink	10–15 mg
L-Carnitin	500–1000 mg

Präparateauswahl: Supradyn®, MAGNESOROT® 240, Vitamin B-Komplex forte ratiopharm®, ORTHOMOL® VITAL M, f, vitasprint B12®, Eicotin®, 9 Vitaminekomplex-ratiopharm®, Multibionta® forte N, Sandoz® Synergy, Cetebe®, Antistress Madaus.

Vegetarische Ernährung

Die vegetarische Ernährung wird aufgrund der hohen Zufuhr an frischem Obst, Gemüse und komplexen KH den Empfehlungen einer vollwertigen Ernährung am ehesten gerecht. Eine lakto-ovo-vegetarische E. ist eine Kostform bei der Fleisch, Fleischprodukte und Fisch abgelehnt, Milchprodukte, Eier und Käse jedoch verzehrt werden. Lakto-Vegetarier verzichten zusätzlich auf den Verzehr von Eiern. Die vegane E. (streng vegetar.) ist die ausgeprägteste Form der vegetar. E., bei der alle Produkte von toten und lebenden Tieren abgelehnt werden.

Ernährung: Vegetarier weisen eine signifikante reduzierte Mortalitätsrate für kardiovaskuläre und maligne Erkrankungen gegenüber Nicht-Vegetarien auf. Auch die Prävalenz von Hypertonie und Diabetes mellitus ist unter Vegetariern geringer.

Dosierungsempfehlungen bei vegetarischer Ernährung

Mikronährstoff	Empfohlene Tagesdosis
Vitamin A	1500–2500 I. E.
Vitamin D	200–400 I. E.
Vitamin B_1/B_2/B_6	5–10 mg
Vitamin B_{12}	5–50 µg
Jod	200 µg
Eisen	15 mg (bei nachgewiesenem Mangel siehe S. 94).
Zink	10–15 mg
Selen	30–100 µg
Calcium	200–500 mg
L-Carnitin	200–500 mg
Omega-3-Fettsäuren	0,5–1 g

Eine streng vegetarische (vegane) Ernährung kann Schwangeren, Stillenden und Kindern aufgrund des erhöhten Bedarfs an essentiellen Mikronährstoffen (Eisen, Zink, Vitamin D, B_{12}) nicht empfohlen werden.

Mikronährstoffe: Kritische Mikronährstoffe: Eisen, Jod, Zink, Selen, Vitamin D, B-Vitamine (v. a. Vit. B_{12}) und L-Carnitin.

Präparateauswahl: Vegetar Plus, Eicotin®, Unizink®, BION 3, Zinkamin Falk®, frubiase® Vitamineral, Eunova®.

Zöliakie

Die gluteninduzierte Enteropathie (einheimische Sprue) ist eine chronische Malabsorptionserkrankung des Darms, die durch Getreideeiweiße (Gluten bzw. Klebereiweiß) aus Weizen, Gerste, Roggen und Hafer ausgelöst wird und zur Schädigung der Dünndarmschleimhaut führt. Eine Sensibilisierung findet bereits im Kindesalter (= Zöliakie) statt (im Erwachsenenalter = einheimische Sprue). Je nach Ausprägung der Zottenatrophie kann eine Laktoseintoleranz (sek. Laktasemangel) bestehen.

Dosierungsempfehlungen bei gluteninduzierter Enteropathie

Mikronährstoff	Empfohlene Tagesdosis
Vitamin A	2500–5000 I. E.
Carotinoid-Kplx	2–5 mg
Vitamin D	400–1000 I. E.
Vitamin E	100–300 I. E.
Vitamin K	30–100 µg
B-Komplex	5–20 mg (v. a. B_6)
Folsäure	0,4–5 mg
Vitamin B_{12}	10–50 µg (besser: alle 3–6 Monate 0,5–1 mg i.m.)
Vitamin C	200–500 mg
Calcium	500–1000 mg
Magnesium	200–400 mg
Eisen	10–15 mg (bei nachgewiesenem Mangel: 100–200 mg/d)
Zink	15–30 mg (z. B. Orotat)

Grundlage: Multivitaminmineralstoff-Kombination siehe S. 145. Im Kindesalter (Zöliakie): Orientierung an den Zufuhrempfehlungen der DGE!

Ernährung: Konsequente und lebenslange Eliminierung glutenhaltiger Lebensmittel (Weizen, Roggen, Gerste, Grünkern, Dinkel). Brot- und Backwaren aus Mais, Reis, Esskastanien oder reiner Weizenstärke (Ersatz für Weizen und Roggenbrot). 5 Mahlzeiten pro Tag, leichte Vollkost, Laktose meiden (bei Laktoseunverträglichkeit). Bei Steatorrhö: MCT-Fette. Oxalsäurereiche Obst- und Gemüsesorten meiden. Vorsicht bei Wurstwaren, Milcherzeugnissen, Fertiggerichten u. a. industriell hergestellten Lebensmitteln (können Gluten enthalten!).

Mikronährstoffe: Kritische Mikronährstoffe: Vitamin A, D, E, K, B-Komplex (v. a. Folsäure, B_{12}), Calcium, Magnesium, Eisen, Zink.

Präparateauswahl: Zinkorot® 25, Bioni Energie (für Kinder), Biosorb Energie, Biosorb MCT, Rp. ADEK-Falk®.

III Anhang

Tab. 1: Auswahl therapeutisch relevanter Arzneimittel-Mikronährstoff-Interaktionen

Arzneimittel	Mikronährstoff	Mechanismus der Interaktion	Mögliche Folgen
ACE-Hemmer	Kalium	Renale K-Exkretion↓	Hyperkaliämie!
Captopril (Enalapril)	Zink	Renale Zn-Exkretion↑	Zink-Depletion (Hypogeusie)
Captopril	Eisen, Zink	Komplexbildung bei gleichzeitiger Gabe	Captopril-Bioverfügbarkeit↓
Acetylsalicylsäure, ASS	Vitamin C	Vit. C: Resorpt.↓, renale Exkretion↑, intragastr. Vitamin-C-Spiegel↓	Risiko für Magenschleimhautschäden↑ (Respiratory burst)
	Vitamin E	Synergismus: COX-2-Hemmung wird durch Vitamin E erhöht	ASS: anti-inflammator. Wirksamkeit↑, GIT-Nebenwirkungen↓
Alkohol	Vitamin-B-Kplx (B_1, B_2, B_3, B_6, Folsäure)	B-Vitamin-Resorption↓	Vitamin-B-Mangel, Alkoholinduzierte Polyneuropathie
	Magnesium, Zink	Mg-, Zn-Exkretion↑	Mg-, Zn-Status↓
AT_1-Blocker (z. B. Candesartan)	Kalium	Renale K-Exkretion↓	Hyperkaliämie!
Antazida, Al- und Mg-Hydroxid-haltige	Eisen, Zink	pH-Verschiebung, Komplexierung	Eisen-, Zinkmangel
Antibiotika			
▪ Gyrasehemmer, Tetracycline	Calcium, Magnesium, Eisen, Zink	Komplexbildung, Resorption↓	Antibiotische Wirksamkeit↓, Einnahmeabstand!

Antibiotika			
■ Tetracycline	Vitamin C	Renale Vit.-C-Exkretion↑	Vitamin-C-Status↓
■ Cotrimoxazol (→ Trimethoprin)	Folsäure	Trimethoprim = Folsäure-Antagonist	Folsäure-Status↓, Störung der Hämatopoese
Antidiabetika, orale			
■ Metformin	Folsäure, Vitamin B_{12}	Folsäure-Resorption↓, IF-Sekretion↓	Vitamin-Status↓, Homocyst(e) in↑
■ Sulfonylharnstoffe (z. B. Glibenclamid)	Nicotinsäure (Niacin)	Glucosetoleranz↓, HbA_{1c}↑	Blutzuckersenkende Wirkung↓
Antiepileptika			
■ Phenytoin, Phenobarbital, Primidon, Carbamazepin	Vitamin D, Calcium	CYP 450-Induktion ⇒ Vit.-D-Metabolismus↑; Ca-Resorption↓ und Ca-Verwertung↓	25-OH- und 1,25-$(OH)_2$- Vit. D_3↓, PTH↑, Pyridinolin-Exkretion↑ ⇒ *Osteopathia antiepileptika*
	Vitamin K	Vitamin K-Status↓	Schwangerschaft: Neonatale Hämorrhagien!
	Folsäure CAVE: Nicht über 1 mg Folsäure/d!	Folsäure-Metabolismus↑, Folsäure-Resorption↓; Oxidativer Phenytoinmetabolismus↑	Folsäuremangel (Hcy↑, Megaloblastenanämie, Gingivahyperplasie); Antiepilept. Wirkung↓ !
	Vitamin B_6 in hoher Dosierung	Phenytoinmetabolismus↑	Phenytoin-Wirkspiegel↓
■ Valproinsäure	L-Carnitin	Carnitin-Acyl-Carnitin-Translokase↓, Valproyl -Carnitin-Exkretion↑: Carnitinspiegel↓	Carnitinmangel, kardiale Dysfunktion, Müdigkeit(?), Hepatopathien(?)

Arzneimittel	Mikronährstoff	Mechanismus der Interaktion	Mögliche Folgen
Betarezeptorenblocker	Nicotinsäure (Niacin)	Vasodilatation↑	Blutdrucksenkender Effekt↑↑
Ciclosporin A (CiA)	Magnesium, Kalium	Renale Magnesium-Reabsorption↓, zelluläre Kalium-Verwertung↓	Hypomagnesiämie (Kardio-, Neurotoxizität), Hyperkaliämie
	Omega-3-Fettsäuren	Ciclosporin: Immunsuppressive Wirkung↑, NW-Rate↓ (Hypertriglyceridämie↓, Nephrotoxizität↓)	Therapeutischer Index von CiA↑; Transplantat: Überlebenszeit↑, Risiko der Abstoßung↓
Cisplatin	Magnesium	Renale Magnesium-Reabsorption↓	Hypomagnesiämie
Colchicin	Vitamin B_{12}	GIT: Schleimhautschäden, B_{12}-Resorpt.↓	Vitamin-B_{12}-Mangel, Megaloblastenanämie
Colestyramin	Vitamin A, D, E, K, Carotinoide (Lycopin)	Bioverfügbarkeit↓ durch Bindung von Gallensäuren	Vitaminmangel
	Vitamin B_{12}, Folsäure	Resorption↓, Colestyramin bindet an IF	Vitaminmangel (Homocystein↑)
1,4-Dihydropyridine z. B. Felodipin	Bioflavonoide z. B. Naringin = Flavononglykosid aus Grapefruitsaft	Inhibierung des CytP-450 in Darmwand ⇒ Felopdipin-Bioverfügbarkeit↑↑	Felodipin-Plasmaspiegel (AUC, C_{max})↑↑ und NW-Rate↑↑ (Einnahmeabstand!)
Diuretika ▪ Thiazide, Furosemid	Magnesium, Kalium	Mg- und K-Exkretion↑, myokardiale Kalium- und Mg-Konzentration↓.	Vasokonstriktion, Blutdruck↑, LVEF↓, (Hyperlipidämie, Glucosetoleranz↓)

Diuretika			
■ Thiazide	Calcium, Vitamin D	Renale Ca-Exkretion↓	Ca-Blutspiegel↑
■ Furosemid	Vitamin B_1	Renale B_1-Exkretion↑, Thiaminaufnahme in Kardiozyten↓	Herzleistung↓, LVEF↓, Laktatazidose (kardiovaskuläres Beriberi-Syndrom)
■ Furosemid	Folsäure	Folsäure-Resorption↓ (Mikroklimahypothese), Zink-Status↓	Folsäure-Status↓
■ Spironolacton	Kalium	Kalium-Exkretion↓	Hyperkaliämie!
L-DOPA	Vitamin B_6	Periphere Decarboxylierung von L-Dopa↑: Induktion der L-Dopa-Decarboxylase durch Vitamin B_6!	Antiparkinsoneffekt↓, Hypo-/Akinese, CAVE: Keine hochdosierte B_6-Gabe, auch nicht in Kombi mit Decarboxylase-Hemmer!
Doxorubicin (Adriamycin)	Coenzym Q10	Hemmung CoQ10 abhängiger Enzyme	Coenzym Q10-Status↓, (Kardiotoxizität)
	L-Carnitin	Herzmuskel: Carnitin-Status↓, -Depletion; β-Oxidation der FS↓	Risiko Anthrazyklin -induzierter Kardiomyopathie↑
5-Fluorouracil (5-FU)	Vitamin B_1	Kompetitiver Antagonismus der Thiamin-Phosphorylierung	Vitamin-B_1-Mangel (Laktatazidose)
Glucocorticoide	Vitamin D, Calcium	Anti-Vitamin-D-Effekt: Calcium: Resorption↓, renale Exkr.↑; Osteocalcin-Serumspiegel↓	*Corticoid-induzierte Osteoporose*
	Vitamin C	Vitamin-C-Exkretion↑ und Oxidation↑	Vitamin-C-Status↓

Arzneimittel	Mikronährstoff	Mechanismus der Interaktion	Mögliche Folgen
H_2-Blocker ■ Ranitidin	Vitamin B_{12}	GIT:Bakterieller Befall, B_{12}-Resorption↓	Vitamin-B_{12}-Mangel
	Zink, Eisen	pH-Verschiebung, Zn- und Fe-Resorption↓	Zn-, Fe-Status↓
Herzglykoside ■ Digoxin, Digitoxin	Magnesium, Kalium	Hemmung der Na/K-ATPase, kardiale Mg- und Kalium-Depletion	Glykosidtoleranz↓, Arrythmieschwelle↓, Gefäßspasmen
	Thiamin	Thiaminaufnahme in Kardiozyten↓	Kardiale Pumpfunktion↓
HMG-CoA-Reduktasehemmer	Coenzym Q10	Endogene CoQ10-Biosynthese↓	Coenzym Q10-Status↓
Interleukin-2	Vitamin C	Vit.-C-konsumierende Stoffwechselprozesse	Skorbutgefährdung (Fieber; Blutungen, Thrombozytopenie)
Isoniazid, INH	Vitamin B_6, Niacin	Bildung Schiff'scher Basen, B_6-Exkretion↑	Vitamin-B_6-Mangel, Polyneuropathien
Kontrazeptiva, orale	Vitamin C	Vitamin C-Oxidation↑ (Coeruloplasmin↑)	Vitamin C-Status↓
	■ Folsäure, Vit. B_6 ■ APC-Resistenz, Faktor V-Leiden	Blockade der Folsäure-Dekonjugase; Hemmwirkung von APC auf Thrombinbildung↓	Folsäure-, B_6-Status↓, Homocyst(e) in↑; Fibrinolyse↓: Thromboserisiko↑
	Vitamin A	RBP-Spiegel↑	Vit.-A-Serumspiegel↑ (im Normbereich)

Kontrazeptiva, orale	Vitamin B_{12}	B_{12}-Resorption↓	B_{12}-Status↓
Laxantien	Kalium, Magnesium	Elektrolytverlust	Obstipation↑↑ (Teufelskreis)
Methotrexat (MTX)	Folsäure	Folsäureantagonist (THF-Reduktase)	Folsäuremangel: Leuko- und Thrombozytopenie, Stomatitis, Gingivitis
Neuroleptika (Phenothiazine)	Vitamin B_2	Struktureller Antagonismus, B_2-Exkretion↑	Riboflavinmangel
Omeprazol	Vitamin B_{12}	pH-Verschiebung, B_{12}-Resorption↓, B_{12}-Freisetzung aus R-Protein↓	Vitamin-B_{12}-Mangel (megaloblastäre Anämie)
D-Penicillamin	Vitamin B_6	Bildung Schiff'scher Basen	Vitamin-B_6-Mangel
Sulfasalazin	Folsäure	Folsäure-Resorption↓	Folsäuremangel
Theophyllin	Vitamin B_6	Pyridoxal-5-P-Plasmaspiegel↓ (Pyridoxal-Kinase-Antagonist)	P-5-P-Mangel (Schlafstörungen, Nausea, Reizbarkeit, etc.)
Vit.-K-Antagonisten (z. B. Phenprocoumon) ■ Warfarin	Vitamin K ■ Coenzym Q10	Antagonismus CoQ10: Strukturähnlichkeit zu Vitamin K	Blutgerinnungshemmender Effekt↓ Beeinträchtigung der INR-Werte
Virustatika, antiretrovirale: NRTI (z. B. Zidovudin, Stavudin), Proteasehemmer (z. B. Indinavir)	Vit.-B-Komplex, L-Carnitin, (Mitochondriale (mt) Atmungskette)	B-Vit.-Resorption↓, Carnitin-Depletion, Hemmung der mt DNA-Polymerase γ:	Vit.-B-Mangel, Laktatazidose, Glucosetoleranz↓, Neuro- und Myopathien, Hyperlipidämie (Lipodystrophie?).

Arzneimittel	Mikronährstoff	Mechanismus der Interaktion	Mögliche Folgen
Zidovudin, AZT	Mitochondriale DNA: Oxidative Schäden	8-Oxo-deoxy-Guanosin (8-Oxo-dG): renale Exkretion↑	Antioxidanzien-Status↓ (Selen, Vitamin C und E), Myopathien
Zytostatika (z. B. Doxorubicin, Cyclophosphamid, Mitomycin) Die Substitution von Antioxidantien muss auf die konventionelle Tumortherapie abgestimmt werden!	Selen (Antioxidantien)	Depletion antioxidativer Kapazität (GSH), Lipidperoxidation↑, GSH-Px-Aktivität↓	Immunkompetenz↓; Kachexie, Karddiotoxizität (Anthrazykline), Lungenfibrose (Bleomycin), Nephrotoxizität (Cisplatin)

Tab. 2: Mikronährstoffgehalt ausgewählter Lebensmittel

Mikronährstoff	Nahrungsmittelgehalt (mg/100 g)
Vitamin C	Acerola, roh 1700, Kiwi 71, Paprika, roh 138, Brokkoli, roh 115
Vitamin B_1	Bierhefe 12, Weizenkeime 2, Sonnenblumenkerne 1,5, Schweinefleisch 0,9
Vitamin B_2	Bierhefe 4, Schweineleber 3,2, Spinat 0,2, Champignons 0,2, Kuhmilch 0,18
Vitamin B_3	Weizenkleie 17,7, Kalbs- und Schweineleber 15,7, Erdnüsse, geröstet 14,3, Huhn 6,8
Pantothensäure	Kalbsleber 7,9, Bierhefe 7,2, Erdnüsse 2,1, Champignons 2,1, Weizenkeime 1
Vitamin B_6	Bierhefe 4,4, Walnüsse 0,87, Weizenkleie 0,72, Schweineleber 0,59, Linsen 0,57
	Nahrungsmittelgehalt (µg/100 g)
Vitamin B_{12}	Rinderleber 65, Rindernieren 33, Seelachs 3,5, Eier 1,8, Käse (Emmentaler) 2,2
Folsäure	Weizenkeime 330–700, Spinat 145, Eigelb (Huhn) 160, Rinderleber 108, Broccoli 111
Biotin	Bierhefe 115, Schweineleber 27, Hühnerei 25, Spinat 6,9, Spargel 2
	Nahrungsmittelgehalt (I. E./100 g)
Vitamin A	Fischleberöl 75000, Rinderleber 20000–50000, Butter 2000–3500, Milch100–300
	Nahrungsmittelgehalt (mg/100 g)
β-Carotin/Lycopin	Aprikose, getr. 17,6/0,86, Grünkohl 4,7 (21,9 mg Lutein/Zeaxanthin)
Vitamin E (α-Tocopherol)	Weizenkeimöl 155, Sonnenblumenöl 61,4, Olivenöl 11,9, Heilbutt 0,8, Frischkäse 0,7
	Nahrungsmittelgehalt (µg/100 g)
Vitamin D	Hering 26,7, Lachs 16,3, Thunfisch 4,5, Butter 1,2
Vitamin K	Spinat 335, Rosenkohl 275, Blumenkohl 167 Rinderleber 74,5, Hühnerei 47,5

	Nahrungsmittelgehalt (mg/100 g)
L-Carnitin	Schaffleisch ca. 200, Rindfleisch 80, Schweinefleisch 30, Milch 1–2, Reis 1–2
Calcium	Parmesan 1180, Emmentaler 1020, Milch 120, Frischkäse 98, Grünkohl 230, Spinat 126
Magnesium	Weizenkeime 250, Haferflocken 139, Mais 120, Reis 64, Banane 46, Grünkohl 31
Kalium	Spinat 633, Broccoli 465, Kartoffeln (gekocht m. Schale) 443, Feldsalat 421, Banane 393
Phosphor	Schmelzkäse 945, Parmesan 743, Emmentaler 636, Fleischwurst 129.
Chrom	Weizenvollkornbrot 0,049, Champignons 0,0103, Schweinekotelett 0,01, Roggenbrot 0,0078
Eisen	Schweineleber 15,8, Linsen 7,5, Miesmuscheln 5,1, Spinat 4,1, Roastbeef 2
Jod	Steinbutt 0,5, Schellfisch 0,24, Kabeljau 0,17, Rotbarsch 0,099, Thunfisch 0,05
Kupfer	Bierhefe 3,32, Austern 2,5, Haselnuss 1,28, Feige 0,38
Mangan	Schwarzer Tee 73,4, Weizenkeime 11,4, Haselnüsse 5,7, Haferflocken 4,5, Bananen 0,32
Molybdän	Rotkohl 0,127, Reis, poliert 0,08, Knoblauch 0,07, Erbsen 0,07, Spinat 0,053, Zwiebel 0,032
Selen	Schweineniere 0,203, Schweineleber 0,056, Hering 0,055, Makrele 0,039, Hühnerei 0,020
Zink	Austern 160, Schweineleber 6,35, Haferflocken 4,1, Kalbfleisch 3, Fetakäse 2,9, Blumenkohl 0,25
Omega-3-Fettsäuren	**Omega-3-Fettsäure-Gehalt (g/100 g Lebendgw.)**
Omega-3-Fettsäuren	Hering (2,3 g/100 g), Lachs (1,2 g/100 g), Makrele (1,6 g/100 g), Thunfisch (2,0 g/100 g)
Aminosäuren	**Aminosäure-Gehalt (g/100 g)**
L-Arginin	Erdnüsse 3,46, Mandeln 2,75, Weizenkeime 2,31, Schweinefleisch (Filet) 1,52, Thunfisch 1,25

L-Cystin	Edamerkäse 0,25, Gekochter Schinken 0,32, Hühnerei 0,31, Kartoffel 0,02, Spargel 0,01
L-Glutaminsäure	Rindfleisch 4,13, Hähnchenbrust 4,12, Schweinefleisch 3,84, Frischkäse 2,5, Hühnerei 1,8
L-Lysin	Rindfleisch 2,31, Sardine 2,28, Schweinefilet 2,2, Rotbarsch 1,9, Kartoffelknödel 0,47
L-Methionin	Edamerkäse 0,79, gekochter Schinken 0,61, Hühnerei 0,45, Kartoffel 0,03, Spargel 0,02
L-Tryptophan	Camembertkäse 0,37, Kalbfleisch (Filet) 0,35, Erdnüsse 0,32, Hühnerei 0,23, Haselnüsse 0,2, Haferflocken 0,19
VKAS (Isoleucin/Leucin/Valin)	Brathuhn 1,29/1,78, 118, Erdnüsse 1,23/2,03/1,45, Rindfleisch 1,22/1,98/1,33, Thunfisch in Öl 1,17/1,74/1,26

Tab. 3: Referenzwerte für die Nährstoffzufuhr (D-A-CH). Tägliche Zufuhr von Vitaminen (nach DGE, 2000)

Altersgruppe	Empfohlene tägliche Zufuhr									Schätzwerte für eine angemessene Zufuhr pro Tag			
	Vit. A	D	B_1	B_2	Niacin	B_6	Folsäure	B_{12}	C	E	K	Biotin	Pantothensäure
	mg RA	µg	mg	mg	mg NÄ[1]	mg	µg FÄ[2]	µg	mg[3]	mg TA[4]	µg	µg	mg
Säuglinge													
0 bis unter 4 Monate	0,5	10	0,2	0,3	2	0,1	60	0,4	50	3	4	5	2
4 bis unter 12 Monate	0,6	10	0,4	0,4	5	0,3	80	0,8	55	4	10	5–10	3
Kinder													
1 bis unter 4 Jahre													
männlich	0,6	5	0,6	0,7	7	0,4	200	1,0	60	6	15	10–15	4
weiblich	0,6	5	0,6	0,7	7	0,4	200	1,0	60	5	15	10–15	4
4 bis unter 7 Jahre													
männlich	0,7	5	0,8	0,9	10	0,5	300	1,5	70	8	20	10–15	4
weiblich	0,7	5	0,8	0,9	10	0,5	300	1,5	70	8	20	10–15	4
7 bis unter 10 Jahre													
männlich	0,8	5	1,0	1,1	12	0,7	300	1,8	80	10	30	15–20	5
weiblich	0,8	5	1,0	1,1	12	0,7	300	1,8	80	9	30	15–20	5

10 bis unter 13 Jahre													
männlich	0,9	5	1,2	1,4	15	1,0	400	2,0	90	13	40	20–30	5
weiblich	0,9	5	1,0	1,2	13	1,0	400	2,0	90	11	40	20–30	5
13 bis unter 15 Jahre													
männlich	1,1	5	1,4	1,6	18	1,4	400	3,0	100	14	50	25–35	6
weiblich	1,0	5	1,1	1,3	15	1,4	400	3,0	100	12	50	25–35	6
Jugendliche und Erwachsene													
15 bis unter 19 Jahre													
männlich	1,1	5	1,3	1,5	17	1,6	400	3,0	100	15	70	30–60	6
weiblich	0,9	5	1,0	1,2	13	1,2	400	3,0	100	12	60	30–60	6
19 bis unter 25 Jahre													
männlich	1,0	5	1,3	1,5	17	1,5	400	3,0	100	15	70	30–60	6
weiblich	0,8	5	1,0	1,2	13	1,2	400	3,0	100	12	60	30–60	6
25 bis unter 51 Jahre													
männlich	1,0	5	1,2	1,4	16	1,5	400	3,0	100	14	70	30–60	6
weiblich	0,8	5	1,0	1,2	13	1,2	400	3,0	100	12	60	30–60	6
51 bis unter 65 Jahre													
männlich	1,0	5	1,1	1,3	15	1,5	400	3,0	100	13	80	30–60	6
weiblich	0,8	5	1,0	1,2	13	1,2	400	3,0	100	12	65	30–60	6
65 Jahre und älter													
männlich	1,0	10	1,0	1,2	13	1,4	400	3,0	100	12	80	30–60	6
weiblich	0,8	10	1,0	1,2	13	1,2	400	3,0	100	11	65	30–60	6

Altersgruppe	Empfohlene tägliche Zufuhr									Schätzwerte für eine angemessene Zufuhr pro Tag			
	Vit. A	D	B_1	B_2	Niacin	B_6	Folsäure	B_{12}	C	E	K	Biotin	Pantothen-säure
	mg RA	µg	mg	mg	mg NÄ[1]	mg	µg FÄ[2]	µg	mg[3]	mg TA[4]	µg	µg	mg
Schwangere	1,1[4]	5	1,2[5]	1,5[5]	15[5]	1,9[5]	600	3,5	110	13	60	30–60	6
Stillende	1,5	5	1,4	1,6	17	1,9	600	4,0	150	17	60	30–60	6

1 1 mg Niacin-Äquivalent = 60 mg Tryptophan

2 1 µg Folat-Äquivalent = 1 µg Nahrungsfolat = 0,5 µg synthetische Folsäure; berechnet nach der Summe folatwirksamer Verbindungen in der Nahrung. Frauen, die schwanger werden wollen, sollten spätestens 4 Wochen vor Beginn der Schwangerschaft zusätzlich 400 µg synthetische Folsäure (= Pteroylmonoglutaminsäure) in Form von Supplementen aufnehmen, um Neuralrohrdefekten vorzubeugen!

4 Raucher 150 mg Vitamin C pro Tag

5 Ab dem vierten Schwangerschaftsmonat

1 mg Retinol-Äquivalent (RA) = 3000 IE Vitamin A
= 6 mg all-trans β-Cartoin
= 12 mg andere Provitamin-A-Carotinoide
= 1,15 mg all-trans-Retinylacetat
= 1,83 mg all-trans-Retinylpalmitat
1 IE = 0,3 µg Retinylpalmitat

1 mg RRR-alpha-Tocopherol-Äquivalent (TA)
= 1,1 mg RRR-alpha-Tocopherolacetat
= 2 mg RRR-beta-Tocopherol
= 4 mg RRR-gamma-Tocopherol
= 100 mg RRR-delta-Tocopheorl
= 3,3 mg RRR-alpha-Tocotrienol
= 1,49 mg all-rac-alpha-Tocopherylacetat
1 IE = 0,67 mg RRR-alpha-Tocopherol

**Tab. 4: Referenzwerte für die Nährstoffzufuhr (D-A-CH).
Tägliche Zufuhr von Mineralstoffen und Spurenelementen (nach DGE, 2000)**

Altersgruppe	Empfohlene tägliche Zufuhr						Schätzwerte für eine angemessene Zufuhr pro Tag				
	Calcium mg	Magnesium mg	Phosphor mg	Eisen mg	Jod µg	Zink mg	Kupfer mg	Mangan mg	Selen µg	Chrom µg	Molybdän µg
Säuglinge											
0 bis unter 4 Monate	220	24	120	0,5	40	1	0,2–0,6		5–15	1– 10	7
4 bis unter 12 Monate	400	60	300	8	80	2	0,6–0,7	0,6–1,0	7–30	20– 40	20– 40
Kinder											
1 bis unter 4 Jahre	600	80	500	8	100	3	0,5–1,0	1,0–1,5	10–40	20– 60	25– 50
4 bis unter 7 Jahre	700	120	600	8	120	5	0,5–1,0	1,5–2,0	15–45	20– 80	30– 75
7 bis unter 10 Jahre	900	170	800	10	140	7	1,0–1,5	2,0–3,0	20–50	20–100	40– 80
10 bis unter 13 Jahre											
männlich	1100	230	1250	12	180	9	1,0–1,5	2,0–5,0	25–60	20–100	50–100
weiblich	1100	250	1250	15	180	7	1,0–1,5	2,0–5,0	25–60	20–100	50–100
13 bis unter 15 Jahre											
männlich	1200	310	2150	12	200	9,5	1,0–1,5	2,0–5,0	25–60	20–100	50–100
weiblich	1200	310	1250	15	200	7	1,0–1,5	2,0–5,0	25–60	20–100	50–100

Altersgruppe	Empfohlene tägliche Zufuhr						Schätzwerte für eine angemessene Zufuhr pro Tag				
	Calcium mg	Magnesium mg	Phosphor mg	Eisen mg	Jod µg	Zink mg	Kupfer mg	Mangan mg	Selen µg	Chrom µg	Molybdän µg
Jugendliche und Erwachsene											
15 bis unter 19 Jahre											
männlich	1200	400	1250	12	200	10	1,0–1,5	2,0–5,0	30–70	30–100	50–100
weiblich	1200	350	1250	15	200	7	1,0–1,5	2,0–5,0	30–70	30–100	50–100
19 bis unter 25 Jahre											
männlich	1000	400	700	10	200	10	1,0–1,5	2,0–5,0	30–70	30–100	50–100
weiblich	1000	310	700	15	200	7	1,0–1,5	2,0–5,0	30–70	30–100	50–100
25 bis unter 51 Jahre											
männlich	1000	350	700	10	200	10	1,0–1,5	2,0–5,0	30–70	30–100	50–100
weiblich	1000	300	700	15	200	7	1,0–1,5	2,0–5,0	30–70	30–100	50–100
51 bis unter 65 Jahre											
männlich	1000	350	700	10	180	10	1,0–1,5	2,0–5,0	30–70	30–100	50–100
weiblich	1000	300	700	10	180	7	1,0–1,5	2,0–5,0	30–70	30–100	50–100
65 Jahre und älter											
männlich	1000	350	700	10	180	10	1,0–1,5	2,0–5,0	30–70	30–100	50–100
weiblich	1000	300	700	10	180	7	1,0–1,5	2,0–5,0	30–70	30–100	50–100
Schwangere	1000[1]	310[2]	800[3]	30	230	10	1,0–1,5	2,0–5,0	30–70	30–100	50–100
Stillende	1000[1]	390	900[3]	20	260	11	1,0–1,5	2,0–5,0	30–70	30–100	50–100

[1] Schwangere und Stillende unter 19 Jahre 1200 mg Calcium pro Tag
[2] Schwangere unter 19 Jahre 350 mg Magnesium pro Tag
[3] Schwangere und Stillende unter 19 Jahre 1250 mg Phosphor pro Tag

Weiterführende Literatur

Gröber, U., Orthomolekulare Medizin. Ein Leitfaden für Apotheker und Ärzte, 2. Aufl. Wissenschaftliche Verlagsgesellschaft mbH, Stuttgart, 2003.

Journal für Orthomolekulare Medizin. Ralf Reglin Verlag, Köln.

Biesalski, H.K. (Hrsg.), Ernährungsmedizin. 2. Aufl. Georg Thieme Verlag, Stuttgart, 1999.

Biesalski, H.K. (Hrsg.), Vitamine. Physiologie, Pathophysiologie, Therapie. Georg Thieme Verlag, Stuttgart, 1997.

Löffler, G., Petrides, P.E., Biochemie und Pathobiochemie. 6. Aufl., Springer Verlag, Heidelberg, 1998.

ROTE LISTE. Editio Cantor Verlag für Medizin und Naturwissenschaften GmbH.

Ammon, H.P.T. (Hrsg.), Arzneimittelneben- und -wechselwirkungen, 2. Aufl. Wissenschaftliche Verlagsgesellschaft mbH, Stuttgart, 2001.

Sachregister

B

C

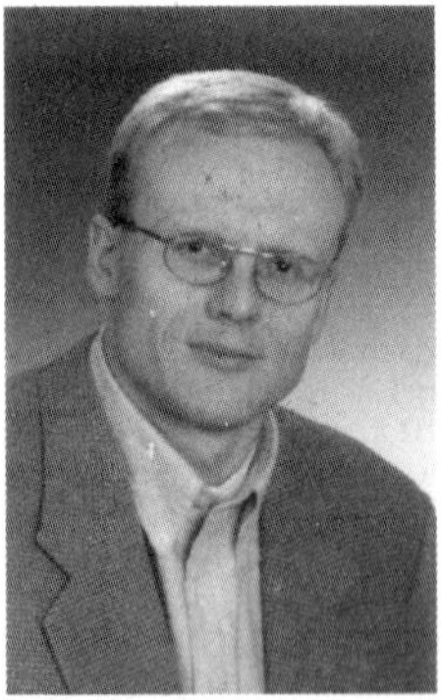

Uwe Gröber studierte in Frankfurt/M. Pharmazie und ist als Apotheker in der medizinisch-wissenschaftlichen Beratung in der pharmazeutischen Industrie tätig. Seine Spezialgebiete sind Arzneimittel- und Vitaminberatung, Ernährungs- und Präventivmedizin, insbesondere orthomolekulare Medizin. Er verfügt über langjährige praktische Erfahrung in der orthomolekularen Therapie. Zu diesen Themen hält er bundesweit und im europäischen Ausland Vorträge und Seminare, publiziert in mehreren Fachzeitschriften und ist Autor von Fachbüchern.